OHSAMA BUNKO

面白すぎて時間を忘れる
サイコパスの謎

内藤誼人

三笠書房

はじめに――あなたの隣にもサイコパスが潜んでいる？

「サイコパスって、いったいどんな人なんですか？」

もしこういう質問を受けても、私にはうまく答えられる自信がありません。

サイコパスを日本語でいえば「精神病質者」になるので、「精神病質の人のことですよ」と説明してもよさそうです。でも、「それでは、精神病質者とはどんな人か、わかりやすく説明してください」と重ねて質問されたら、もうお手上げです。

なぜうまく説明できないのかというと、サイコパスはあるひとつの性格の人、あるいはひとつの行動パターンをとる人のことではなく、ある特定の「性格群」あるいは「行動パターン群」を持つ人のことだからです。

たとえば「高血圧の人は、どんな人？」と聞かれたら、「最高血圧が一四〇㎜Hg、最低血圧が九〇㎜Hg以上の人です」と簡単に説明できます。

しかし、サイコパスというものには、そのようなシンプルな定義がないのです。

サイコパスをわかりやすく説き明かそうとすると、

＊ナルシスト
＊共感性がない
＊無責任
＊無感動
＊暴力的
＊道徳意識の欠如
＊場の空気を読むのがヘタ……

と、何十もの特性をずらずらと並べていかなければなりません。

「ケチ」や「短気」など、ひとつの性格で説明できればよいのですが、なかなかそうはいかないのです。

また、犯罪者にはサイコパスの人が多いので、「犯罪者になりやすい人のことです」と説明してもよさそうですが、犯罪歴もなく普通の生活を送っている人の中にも、サイコパスはいますし、サイコパスに近い人なら、いくらでもいます。

さて、本書ではまず、**サイコパスに共通してみられる特徴**を詳しく説明していきます。1章から3章までをお読みいただければ、どんな人がサイコパスと呼べるのかを理解できるはずです。

「サイコパスって、結局はメンタルがおかしい人のことでしょ？　私には関係がないな」と思われる人もいるかもしれませんが、それは大間違い。

本書は、だれにとっても役に立ちます。

なぜなら、**現代社会では、身近なところでサイコパスが増えているのではないか、今後はもっと増えていくのではないか、と疑われるような研究結果**があるからです。

たとえば、サイコパスの特徴のひとつに、「共感性が低い」ことが挙げられます。

サイコパスは、他人の感情への配慮や気配りができないことが多いのですが、そんな「共感性のない人」が現代では増えているのです。

米国ミシガン大学のサラ・コンラスは、一九七九年から二〇〇九年までに発表された、共感性について述べられている七十二の論文を調べました。そして、現代人の共感性は低下傾向にあり、三十年前の人と比べて四〇％も低くなっている、という事実を突き止めたのです。

また、サイコパスには「ナルシストが多い」という特徴もあるのですが、ナルシストのほうも時代とともに増えています。

米国の大学では新入生に心理テストを受けてもらうことが多いのですが、サンディエゴ州立大学のジーン・トゥエンジは、八十五の大学で行なわれたナルシスト度を診断するテストの得点を、一九七九年から二〇〇六年まで分析しました。

その結果、ナルシスト度を示す点数はずっと上がりつづけ、二〇〇六年に入学した学生の三分の二は、一九七九年から一九八五年までの学生の平均点数よりも高く、約三〇％もナルシストの度合いが高まっている、ということがわかりました。

このように**現代では、明らかにサイコパスの人が増えているのです。私たちの身の回りにも、サイコパスはいくらでもいる**に違いありません。

そんな時代だからこそ、サイコパスについての理解を深め、サイコパスの人を見抜き、できるだけそういう人には近づかない、あるいはサイコパスだと気づいたらさっさとその人との縁を切る、そういう心構えが必要です。そのためのマニュアルとして、ぜひ本書を利用していただければ幸いです。

なお、本書はサイコパスについての入門書です。

読者のみなさんがわかりやすいように、本書ではサイコパシー傾向が強くみられる人を、まとめて「サイコパス」と定義しています。

また、サイコパシー傾向が低い人のことを、本書では「普通の人」「健常者」と記しています。

内藤　誼人

もくじ

contents

第2章 知られざるサイコパスの行動原理

――他人を「自分のおもちゃ」にしたい?

第3章 サイコパスを見破る「手がかり」
——相手のいいように操られないために

第4章 もし身近な人がサイコパス傾向にあったら

――〝被害〟を最低限に食い止めるために

第5章 なぜサイコパスは淘汰されなかったか

——その性格傾向は人類に利益をもたらす？

第6章 子どもをサイコパスにしないために

――「生育環境」はここまで重要

第1章

サイコパスって、こんな性格の人

――彼らが「いつも考えていること」

良心など持たないように見えるサイコパス。

重い荷物を持っている人を見ても平気な顔で通り過ぎたり、
友人が落ち込んで泣いているのを見てニヤリと笑ったり、
だれかと付き合ってもすぐに別れて他の人を狙ったり……。

一体、サイコパスは何を考えているのだろうか。
彼らの頭の中をのぞいてみよう。

「愛他性」に欠けている

高齢の女性が誤って線路に落ちてしまったとします。次の電車が今にもプラットホームに入ってくるかもしれないのに、自分が犠牲になることを顧《かえり》みずに迷わず線路に飛び降り、その女性を救い出す人がいたとしましょう。

このように思いやりを持って行動することを、心理学では**「愛他性」**と呼びます。

人間は、一人きりでは生きていけません。そのため、私たちは自分の身を多少、犠牲にしても、他の人のことを考えて行動するように進化してきました。

どうも愛他性は生まれつき備わったものらしく、一歳に満たない赤ちゃんでも、愛他性のある行動をとることがわかっています。

ところが残念なことに、**サイコパスは愛他性がものすごく弱い、あるいは完全に欠**

如していることが少なくありません。

「他の人のことなんて、どうでもいい」

「他の人がどうなろうが、かまわない」

「えっ、なんで私が他の人を助けなきゃいけないの!?」

これがサイコパスの典型的な思考パターンなのです。

◆「見返りがあるなら、助けてあげる」

米国ニュー・メキシコ州立大学のピーター・ジョナサンは、オンラインで募集した三百三十六名にサイコパス度を診断するテスト（以降、サイコパステストと記載）を受けてもらい、さらに愛他性を測定する質問にも答えてもらいました。

その質問は、たとえば「雪の中で動けなくなってしまった自動車を見かけました。車の持ち主は知らない人です。あなたはどれくらい、その自動車を押して動かす手伝いをしてあげたいと思いますか?」といったものです。

回答を分析した結果、**サイコパス得点の高い人ほど「手伝うつもりはない」と答え**

ることがわかりました。サイコパスは、困った人を見かけても、「どうでもいい」「自分には関係ない」と感じる傾向が強いのです。

たいていの人は、何かで困っている人を見かけたら、行動に移せるか否かは別として、「助けてあげたい」と思うのではないでしょうか。

けれども、サイコパスにそういう思考回路はありません。なぜなら、他の人を助けても、自分にとっては何ひとつ利益がないから。

サイコパスが喜んで援助をするのは、**援助に見合う利益**が得られると期待できるときだけです。

たとえば、手助けをしてあげる相手がとても美人であるとか、とてもお金持ちであるときには、サイコパスも援助をするでしょう。けれども、それは自己の利益のためであって、決して愛他性とは言いません。

つまり、重い荷物を抱えている人を見かけても平気な顔で通り過ぎる人や、仕事がわからず泣きべそをかいている新人社員に、「手伝いましょうか？」と声をかけられない人は、いくらかサイコパス気味なところがあると言えるでしょう。

「他人の気持ち」に共感できない

サイコパスの世界には、自分しかいません。自分以外の人など存在していないのも同然で、他人を「単なる物体」のように思っています。

そのため、サイコパスは他の人の気持ちに配慮することがありません。自分だけの世界に住んでいて、**「他の人のことなど、どうでもいい」**と思っているのでしょう。

たとえば、友人と待ち合わせをしていて、大幅に遅刻してしまったとします。

ごく普通の人であれば、「うわぁ～、悪いことをしちゃった」と申し訳ない気持ちになります。しかし、サイコパスの人は何も感じません。待たされた人が、どれだけ不愉快な思いをしているかを慮《おもんぱか》ること、共感することができないのです。

「共感性の欠如」は、サイコパスに共通して見られる特徴のひとつ。

相手の気持ちに共感できないのですから、当然ながら罪悪感を覚えることもありません。他人に迷惑をかけても、悪びれずに平然としていることが多いのはそのためです。

◆◇周りに迷惑をかけても「それが何か？」

共感性がないのですから、サイコパスは**暴力的**でもあります。

「殴られたら痛い」という、普通の人ならだれでも知っていることさえ、サイコパスにはよく理解できません。普通の人であれば、「殴られたら痛い」ことがわかっており、どんなにカッとしても理性がきちんと自分を止めてくれるので、他人に暴力を振るうことをある程度は抑制します。しかし、サイコパスにはそうした理性のコントロールも期待できないのです。

米国イリノイ大学のケーナ・メイジャーは、二百五十名の成人（そのうち百八名が女性）にサイコパステストを受けてもらい、過去一年間での親しいパートナー（恋人や配偶者）への暴力について尋ねてみました。

するとやはりというか、**サイコパスで、特に共感性が欠如している人ほど、暴力を振るいやすい**ことがわかりました。


他の人に迷惑をかけているのに、「それが何か？」と涼しい顔をしているような人は、サイコパスの可能性が高いと言えます。そういう人には、とにかくできるだけ近寄らないことです。

「君子、危《あや》うきに近寄らず」とも言いますし、こちらに被害が及ぶ前に、さりげなくその人とは縁を切るようにしましょう。

「他人の不幸」が大好き

「他人の不幸は蜜《みつ》の味」という言葉があるように、私たちは不幸な目に遭っている人を見ると、「大丈夫かな?」と心配する一方で、何となく嬉《うれ》しさを感じたりもします。特に自分の嫌いな人が不幸な目に遭っていると、「いい気味だ」と溜飲《りゅういん》を下げることもあるでしょう。

サイコパスは、他人の不幸が大好き。

不幸な目に遭って困っている人を見ても、サイコパスは同情などしません。嬉しい気持ちになり、心の中で快哉《かいさい》を叫びます。そんな心の内は自然と表情などに漏れてくるので、サイコパスの人は嫌われることが多いのです。

カナダにあるブリティッシュ・コロンビア大学のステファン・ポーターは、被験者たちに対して、ハトのフンが頭に落ちてきた人や、水たまりに突っ込んだ自動車に泥水を浴びせられた人の写真を見せるという心理実験を行ないました。そして、その写真を見ているときの被験者の表情をビデオ撮影して、分析してみました。

その結果、**サイコパスの人ほど、不幸な目に遭っている人の写真を見ると、「ニヤリ」と笑顔を見せる**ことがわかったのです。

◆「あなたがかわいそうで、私は嬉しい」

ドイツ語には、「シャーデンフロイデ」という単語があります。他人が不幸、失敗、挫折《ざせつ》などを味わっている姿を見て、快感を味わうという意味です。他人の不幸を見て喜ぶ現象のことを、心理学では**「シャーデンフロイデ効果」**と呼びます。

人間なら、だれにでもそういうところが少しはありますが、サイコパスは他人の不幸で感じる喜びが普通の人よりも大きいのです。

大切な書類の上にお茶やコーヒーをこぼして困っている人を見かけたとき、たいていの人は、「大丈夫ですか?」と心配する言葉をかけると思います。もし、ニヤリと微笑《ほほえ》みながら「ご愁傷さま」と冷たく言い放ち、平然とその脇を通り過ぎるようなら、その人はサイコパスである可能性が非常に濃厚です。

また、次の項目で詳しく述べますが、サイコパスは、「悲しみ」などの感情に鈍感です。しかし、あらゆる感情を感じにくいのかというとそうではなく、**「喜び」のような感情については理解できる**ようです。ただし、普通の人なら同情を感じるところで喜びを感じるわけですから、やはり尋常ではないと言えます。

そのため、サイコパスの人に相談などを持ちかけてもムダです。自分の境遇に共感してくれて、温かい言葉をかけてくれたり、励ましてくれたり、といったことは期待できません。

どんな深刻な悩みも、ニコニコしながら興味深そうに目を輝かせて聞くだけでしょう。相談する相手は、くれぐれも間違えないことです。

「悲しみ」と「恐怖」に鈍感

幸せ、怒り、嫌悪、悲しみ、驚き、恐怖の六つの基本感情については、社会や文化が違っても、だれでも表情だけから理解することができるという考え方があります。

これを**「基本感情説」**と呼びます。

笑っている人の顔写真を見せると、「たぶん、この人は〝幸せ〟を感じているに違いない」ということが、アフリカの人でも、ヨーロッパの人でも、アジアの人でも、世界のどの国の人も正しく理解できるのです。

ただし、それはあくまで「普通の人」のお話。

この六つの感情のうち、**サイコパスは、悲しみと恐怖の二つに関しては理解することが苦手**のようです。

サイコパスは人の「悲しみ」と「恐怖」がよくわからない

	悲しみ	恐怖	幸せ	驚き	嫌悪	怒り
サイコパス	60%	80%	5%	30%	45%	55%
コントロール	48%	52%	0%	32%	48%	45%

※数値は、「間違った人の割合」（出典：Blair, R. J. R.らの研究より）

　ロンドン大学のロバート・ブレアは、サイコパスと診断された二十名と、年齢がほとんど同じでサイコパスではない三十一名をコントロール条件（比較のためのグループのこと）として実験を行ないました。

　彼らに様々な顔写真を見せ、それぞれの表情から、その人の感情を当てさせたのです。

　すると、笑った顔については、サイコパスの人も「嬉しいのだろう」「幸せなのだろう」とわかるのか、正答率はほぼ一〇〇%で、誤答率は五%にすぎませんでした。

　ところが、**悲しい表情をしている写真を見せた場合、誤答率は六〇%で、恐怖の表情を見せられた際の誤答率は八〇%**にものぼりました。

◆その冷酷さに「悪気」はない？

サイコパスは、困った状況に陥って悲しい顔をしている人を見ても知らん顔です。

それは、性格が冷酷だからではなく、他人の「悲しい」という感情が理解できないからなのかもしれません。

また、サイコパスは恐怖に怯《おび》えている人を見ても、やさしい言葉をかけることはありません。もしかしたら、それも他人の「恐怖」という感情がそもそもよくわかっていない可能性があります。

ちなみに、自閉スペクトラム症の人も、「人の気持ちがよくわからない」ことが原因で人間関係の問題を起こしてしまうことが多々あります。

私たちは、こちらの感情を理解してくれない人に対しては、「冷たい人だな」とネガティブな印象を持ってしまうものです。しかし、サイコパスは意図的に冷たくしているというよりも、ただこちらの感情を理解するのがヘタなだけだと思われます。

「他人の痛み」を感じ取れない

自動車のドアをバタンと閉めたとき、自分の指を勢いよく挟《はさ》んでしまった人がいたとします。

そんな人を見たら、たぶんほとんどの人が、

「うわぁ、痛そう！」

と同情するのではないかと思います。

こうした反応はきわめて正常です。私たちは痛い思いをしている人を見ると、その痛みを自分ごとのように感じます。

けれども、サイコパスは違います。

痛い思いをしている人を見ても、何も感じないのです。

◆痛みを感じる「脳の部位」が働いていない？

米国ジョージタウン大学のアビゲイル・マーシュは、十四名のサイコパスと二十一名の健常者に九十枚の写真を見てもらい、そのときの脳の反応を調べました。

なお、写真の中には、「痛み」を喚起するもの（指先をドアに挟んでいる人の写真など）と、何の感情も引き出さないもの（床や壁だけの写真など）がありました。

すると**サイコパスの脳は、痛みを喚起する写真を見たときでも、何の感情も引き出さない写真を見たときと同じように、まったく反応がなかった**のです。

一方で普通の人は、痛みを喚起する写真を見せられると、前帯状皮質《ぜんたいじょうひしつ》や腹側線条体《ふくそくせんじょうたい》、扁桃体《へんとうたい》などの、痛みの感情を司《つかさど》る脳の領域が活性化していました。しかし、サイコパスにはそれらの活性化は見られなかったのです。

手や足を骨折していて、ギプスや添え木をつけている人を見たら、

「何かお手伝いしましょうか？」

とやさしい言葉をかけてあげるのが普通です。

ですが、サイコパスはそういう親切を申し出ることもできません。その人が痛い思いをしていることが、実感としてよく理解できないからです。

もしかしたら、骨折している人のほうから、

「ねえ、私の代わりに○○してくれませんか？」

とお願いすれば、サイコパスであっても援助してくれることもあるでしょう。

しかし、サイコパスが自ら積極的に親切な申し出をしてくれることは、あまり期待できないと思います。

嗜虐的（サディスティック）である

サイコパスは、他人の不幸を眺めて楽しむだけでなく、積極的に人をイジメることでも快楽を味わっています。**性格的に、とても嗜虐的《しぎゃく》（サディスティック）**な傾向があるのです。ちなみに、サディスティックとは、他人の苦痛を見ることや他人に苦痛を与えることに快楽を覚える性格のことです。

カナダにあるダルハウジー大学のステファン・ポーター（25ページと同一人物ですが、論文発表当時はこの大学）は、性的暴行殺人事件を起こした三十八名の男性犯罪者に、サイコパステストを受けてもらいました。そして、得点が〇点から二十九点で非サイコパスと診断されたグループと、得点が三十点以上でサイコパスと診断されたグループに分け、供述調書を比較してみました。

すると、**非サイコパスグループは五二・六％がサディスティックであったのに対し、サイコパスグループでは八二・四％がサディスティック**な傾向がありました。

ちなみに、サディスティックかどうかは、「何回もナイフで突き刺して楽しんだ」というような証拠があるかどうかで判断しました。やはり、サイコパスのほうが、残虐なことを好む傾向があるのです。

だれかと殴り合いのケンカになってしまったとき、相手が口を切ったり鼻血を出したりした時点で、たいていの人は暴力を振るうのをやめるでしょう。「さすがにやりすぎた」と考え、自然と抑制がかかります。

けれども、サイコパスはむしろ、**流血にゾクゾクするような快感を覚える**のです。サディスティックな人は、相手が血を流していると本能的なストッパーがかかるどころか、むしろ興奮してさらに危害を加える残忍さがあります。

◆同情を誘っても、喜ばれるだけ

私たちは、かわいそうな人を見ると同情するものですが、心理学ではこれを**「アン**

ダードッグ効果」と呼びます。

アンダードッグとは、川に落ちてしまった犬のことです。普通の人であれば、おぼれている犬を見つけると、川に飛び込んで助けてあげようとするはずです。

ところがサイコパスには、そういうアンダードッグ効果が見られません。むしろ川に落ちた犬に向かって石を投げつけ、ケタケタと大笑いするでしょう。

「泣き落とし」という作戦があります。

自分がいかに困っているかをアピールし、涙を流してお願いすることで、相手の同情を引こうとするものです。投票日の迫った政治家や売り上げノルマを抱えたセールスマンも、泣き落とし作戦を使うことがあります。

こうした泣き落としが有効な戦略として通用するのは、あくまでも普通の人に対してです。相手がサイコパスであれば、通用するどころか、むしろ相手を喜ばせるだけで、こちらの思い通りの反応は望めません。「やるだけムダ」と心得ておきましょう。

恋愛は「口説き落とすためのゲーム」

サイコパスにとって、恋愛は「楽しいゲーム」にすぎません。**狙《ねら》ったターゲットを口説き落とすことができたらゲームクリア、という感覚**なのです。人と人との愛情による結びつきなど、サイコパスは求めていません。

心理学では、恋愛のスタイルを次の六つに分類するのが一般的です。

1 アガペー（自己犠牲的な恋愛）
2 エロス（情熱的な恋愛）
3 マニア（一途な恋愛）
4 プラグマ（地位や年収で相手を選ぶなど、実用的な恋愛）
5 ストーゲ（友人関係のような恋愛）

6 ルーダス（ゲームのような恋愛）

ウェスト・フロリダ大学のピーター・ジョナサン（20ページと同一人物ですが論文発表当時はこの大学）は三百二十五名の大学生の恋愛スタイルを調べ、さらにサイコパステストの結果と照らし合わせてみたところ、**サイコパスほど「ルーダス」の恋愛をする**ことがわかりました。

◆サイコパスは経験人数が多い!?

そのためでしょうか、サイコパスはたくさんの人とセックスをする傾向があります。たくさんの人と性的関係を持つことは、ゲームで高得点を出すのと同じような快感があるからです。

ジョナサンは、別の研究で二百二十四名の大学生にサイコパステストを受けてもらうとともに、

「あなたは過去一年間で、何人とセックスしましたか？」

「あなたはいろいろな人とセックスしたいタイプですか？」

といった質問をしてみました。すると、**サイコパスほどセックスをする人数が多く、セックスしたいという欲求も強い**ことがわかりました。

ただし、それは男性のみに見られる傾向で、サイコパスの女性にはそういう傾向は確認できませんでした。


サイコパス自身は、狙ったターゲットを口説き落とせれば楽しいのかもしれませんが、落とされる人間にとっては、たまったものではありません。もともとサイコパスは、本気で恋愛をしようという気持ちなど毛頭ありません。

相手に都合よく振り回され、最終的にポイ捨てされてしまうような目に遭いたくないのであれば、なるべく相手の気質をしっかり見きわめてから恋愛をするようにしてください。

「虫の殺生」などへっちゃら

「虫も殺せない」という言い回しがあります。大人しくて、性格的に穏やかな人を形容するときなどに使います。

そのような人は「虫も殺せない」くらいなのですから、動物を虐待することもできませんし、ましてや同胞である人間にケガを負わせることなど、思いもよりません。日本人は、他国の人に比べるとやさしい人が多いので、「虫も殺せない」人はたくさんいるのではないかと思います。

さて、**サイコパスはというと、虫を殺すことにも躊躇《ちゅうちょ》しません。**性格がサディスティックで、人間に苦痛を与えても平然としていることから考えると、当たり前だと言えますが。

カナダにあるブリティッシュ・コロンビア大学のエリン・バッケルスは、とても興味深い実験をしています。

七十一名の実験参加者に、サイコパステストを受けてもらった後で、次の四つの作業から自分が参加したいものを選んでもらいました。

①ダンゴムシを押しつぶして殺す
②実験者がダンゴムシを押しつぶすのをアシストする
③汚いトイレの掃除
④しびれるほど冷たい水に手を入れて、できるだけ我慢する

なお、①の作業は、生きているダンゴムシを三匹、押しつぶすための装置に入れてゴリゴリと殺すことになっていました。ただし、この装置はもともとコーヒー豆をひくための器具に手を加えたもので、ゴリゴリと押しつぶすような感触は手に伝わってくるものの、実際にはダンゴムシを殺してはいません。実験とは言っても、さすがにかわいそうですからね。

◆「トイレ掃除」をするくらいなら「虫を殺す」

この実験の結果、サイコパス度の高い人ほど①を選びました。一方で、サイコパス度の低い人は③を選ぶ傾向にあることもわかっています。普通の人にとっては、虫を殺すくらいなら、汚いトイレの掃除のほうがずっとマシなのでしょう。

「一寸の虫にも五分《ごぶ》の魂」という言葉があります。どんなに小さな虫でも、人間と同じように生命があるので、むやみに殺生をするのはよくないという教えです。蚊やハエのような害虫であれば殺してしまうかもしれませんが、むやみに虫を殺してしまう人はいないのではないかと思います。

平気な顔で虫を殺しているからといって、すぐさま「この人はサイコパスだ！」と短絡的に考えてはいけませんが、サイコパスかどうかを判断する手がかりのひとつとしては、役に立つのではないでしょうか。

「自分を変える」つもりなど毛頭ない

サイコパスの性格は、数年経ってもあまり変わりません。特に若いうちに限れば、サイコパスは、ずっとサイコパスのままです。

スウェーデンにあるエレブルー大学のセルマ・サリフォヴィッチは、小学四年生から高校三年生までの千六十八名にサイコパステストを受けてもらい、四年後にもう一度同じテストを受けてもらいました。

その結果、**サイコパスの傾向は、四年経ってもほぼ変わらないことがわかりました。**

どうもサイコパスの性格や行動パターンは、かなり安定していて、よほどのことがない限り、その性格は変わらないようです。

米国パデュー大学のドナルド・ライナンも、同様の報告を行なっています。

被験者が十三歳のときと二十四歳のときにサイコパステストを受けてもらったところ、テストの結果に変化は見られませんでした。

十年経っても、サイコパスはサイコパスのままなのです。

◆いくら非難されても「自分はどこもおかしくない」

「三つ子の魂百まで」という言葉があります。

よほど本人が意識をして、自分の性格を改善しようと思わない限りは、性格はずっと変わらないものです。

そしてサイコパスは、いくら周りから、

「あなたのその共感性のなさに耐えられない」

「ちょっと人の気持ちがわからなさすぎる」

などと非難されても、**「自分はどこもおかしくない」**と思っています。

周囲の人から指摘されても、自分はまっとうな人間だと否定します。

そのため、「自分を変えよう」という気持ちにもなりません。

結果として、サイコパスは何年経とうとサイコパスのままなのです。

かりにサイコパスの人とお付き合いすることになった場合、相手の性格は変わらないと覚悟しておきましょう。

付き合ったり、結婚したりすれば、相手も変わってくれるだろう、などと甘い期待を持ってはいけません。

「自分はヤバいかも」という自覚がない

普通の人は刑務所に入れられたら、少しは反省するものでしょう。「二度とこんなことはしない」と更生を誓うのではないかと思います。少なくとも、「刑務所に入れられるのは、もう懲《こ》り懲《ご》りだ」と感じるのではないでしょうか。

ところがサイコパスはどうも違うようで、出所したのち、また同じ犯罪をおかして刑務所に入れられることが少なくありません。

つまり、再犯率がとても高いのです。

オランダにあるマーストリヒト大学のマーティン・ヒルデバンドは、八十七名の男性囚人を対象にした調査を行ない、**サイコパス度の高い人ほど、司法精神医学的な治療を拒む**ことを明らかにしています。

サイコパスは自分を健常者だと思っています。だから治療も受けません。受けても、本気で治療をしようという気持ちがありません。

そのためサイコパスである性格が変わることはなく、自然と再犯率も高くなってしまうのです。

◆「病識なし」だから手に負えない

自分はどこか病んでいるのではないかと自覚していることを「病識」といいます。

サイコパスには、この病識がないのです。

たとえば、統合失調症やうつ病の人も、「私はきわめて正常で、どこもおかしくない」と思っていることがあります。そして、周りの家族などが様子がおかしいと気づいて、本人をうまく言いくるめて病院に連れていき、病気と診断されるケースが少なくありません。

先ほどサイコパスの性格は四年経っても、十年経ってもあまり変わらないという指摘をしましたが、そもそも治療を拒むのですから変わらないのも当然でしょう。

悪い癖や悪い行動習慣を改善するためには、まずは自分自身が問題に気づき、改めようと思わなければなりません。

しかし、サイコパスの人にそういう気づきを求めても、うまくいかないケースが多いのです。

Column
コラム

サイコパスの「脳」にはどんな特徴がある?

私たちの感情を司っている領域のひとつに、**扁桃体**があります。「扁桃」というのはあまり目にしない漢字ですが、わかりやすく言えば「アーモンド」のことです。扁桃体はアーモンドにそっくりの形をしているので、そのように名づけられました。

さて**サイコパスの脳を調べてみると、扁桃体が小さいという傾向**があります。

米国ピッツバーグ大学のダスティン・パルディニは、サイコパスの男性五十六名について、扁桃体の容量(ボリューム)を磁気共鳴画像法(MRI)で調べてみました。また、その五十六名が三年以内に犯罪を起こすかどうかも調査しました。

その結果、**扁桃体の容量が小さい人ほど、三年以内に犯罪や暴力事件などで逮捕される可能性が高い**ことがわかったのです。

サイコパスは、普通の人とは脳の機能に先天的な違いがあるのかもしれません。

類似の研究は他にもあります。

シカゴ大学のジーン・ディセティは、八十名の男性囚人にサイコパステストを受けてもらいました。サイコパスを測定するテストとして一般的に利用されるのは**「サイコパシー・チェックリスト改訂版」**（ＰＣＬ－Ｒ）というものです。次ページのように、日本語版もあります。

四十点満点のテストなのですが、マニュアルでは三十点以上であればサイコパスと見なされます。

さて、テストでサイコパスと診断された男性囚人は、サイコパスでない男性囚人に比べ、痛みを喚起する写真を見せても、左側の腹内側前頭前野《ふくないそくぜんとうぜんや》（目

PCL-Rチェックリスト

採点方法｜ 0＝イイエ　1＝ある程度　2＝ハイ　x＝不該当

採点項目	
1. 軽薄さ／上辺だけの魅力	11. 不特定の性的関係
2. 誇大化した自己価値観	12. 幼児期の行動上の問題点
3. 刺激を求める／飽きっぽい	13. 現実的目標・長期的展望の欠如
4. 病的虚言（虚言癖）	14. 衝動的
5. 騙す／ごまかす・操る	15. 無責任さ
6. 良心の呵責や罪悪感がない	16. 自分の行動の責任をとれない
7. 感情の平板化	17. 複数の短期間の婚姻関係
8. 冷淡／共感性の欠如	18. 少年非行
9. 寄生的生活様式	19. 条件つき保釈の不履行
10. 行動のコントロールが苦手	20. 多種方向犯罪

（Hare, R. D. (2004). HARE PCL-RTM 第2版 日本語版. (西村由貴, Trans.). 金子書房より作成）

標に向かって秩序立った行動や判断をするのに必要な脳の領域）、中脳水道《ちゅうのうすいどう》周囲灰白質《しゅういかいはくしつ》（痛みの神経伝達調節を行なう領域）が活性化しないことがわかりました。

つまり、**サイコパスは、感情を司る脳の領域が活性化しない傾向**があるのです。

サイコパスは、他人の悲しみや恐怖、痛みなどをよく理解できないと前述しましたが、それは脳に原因があると考えられます。ごく普通の人でも、病気や交通事故などで感情を司る脳の部位に損傷を受けると、サイコパスのような症状を示すようになります。

私たちは、サイコパスの人に対して「冷酷」「残虐」などと、ネガティブな印象をつい持ってしまいます。しかしそれは、先天的な脳の機能障害が原因となっていることも否定できません。

この点については、今後さらなる研究が必要でしょう。

第2章

知られざるサイコパスの行動原理

――他人を「自分のおもちゃ」にしたい？

普通の人が、サイコパスの思考を理解することは到底できない。

ということは、その思考からくるサイコパスの行動も

普通の人にとっては、突拍子もないことに感じてしまうのである。

なれなれしく近づいてきたり、暴力を振るったり、

平気でウソをついたり……。

サイコパスの行動を知れば知るだけ、自分の身を守ることができる。

拉致・監禁――「大胆な犯罪」に快楽を覚えやすい

サイコパスは犯罪を起こす危険性が普通の人よりも高いのですが、あらゆる犯罪を等しく起こしやすいのかというと、そうではありません。

サイコパスが起こしやすい犯罪のひとつは、**拉致《らち》・監禁**。

カナダの法医学精神医療サービスのユーグ・エルベは、カナダの犯罪統計を使って、拉致・監禁で有罪となった件数が犯罪全体に占める割合を調べました。すると、二〇〇一年の統計では全体のわずか〇・三四％でした。拉致・監禁という犯罪に手を染める人はきわめて少なく、二百人に一人もいません。

ところが**サイコパスに限ると、拉致・監禁で有罪判決を受ける割合は一一・三％**。他の犯罪者に比べ、サイコパスの犯罪者は拉致・監禁で逮捕される割合が圧倒的に高いのです。

なぜ他の犯罪者があまり拉致・監禁を行なわないのかというと、良心の呵責《かしやく》に苛《さいな》まれ、罪悪感に耐えられないからです。エルベの分析によれば、拉致・監禁を実行するためには無感情でなければならず、被害者が泣き叫ぶ姿を見つづけても平然としていられるのは、サイコパスだけ。

泣き叫んでいる被害者をずっと見ていても、サイコパスはへっちゃらなのです。

また、サイコパスには「被害者を自分の思い通りにしたい」「自分のおもちゃにしたい」という欲求がもともと強いため、拉致・監禁関連の犯罪が多くなるのだろう、とエルベは指摘しています。

◆「残虐なこと」を無感情で実行できる

もうひとつサイコパスが起こしやすい犯罪は、**凶悪犯罪**。

普通の人なら、刃物で人を殺すとしても、せいぜい一突きするくらいです。一方、サイコパスは何十回も突き刺したり、被害者の耳を切り落としたり、目玉をくりぬいたり、という残虐性が際立っています。普通の人なら気持ち悪いと感じることでも、サイコパスは無感情に実行できるのです。

米国ジョージア・リージェンツ大学のマイケル・ヴィタコは、四百十七名の一般市民にサイコパステストを受けてもらい、三年半以内に犯罪を起こすかどうかを調べました。その結果、やはりというか、**サイコパス得点の高い人ほど凶悪犯罪に手を染める割合は高くなる**ことがわかりました。


ヴィタコはまた、サイコパスがあまり手を染めない犯罪についても指摘しています。それは「盗み」。

どういう理由でサイコパスが盗みをしないのかはよくわからないのですが、金品のようなものには、もともとそれほど関心がないのかもしれません。

サイコパスは拉致・監禁や凶悪犯罪には手を染めますが、万引きや窃盗《せっとう》のような犯罪はおかさないのです。

サイコパスにとっては、大胆な犯罪のほうが得られる快楽が大きく、万引きや窃盗といった小さな犯罪では面白くも何ともないのでしょうか。

「好ましいと感じる対人距離」がかなり近い

相手がサイコパスかどうかは、こちらとその人との「距離」でも判断できます。サイコパスは、普通の人に比べてかなり近くまで寄ってくる傾向があるからです。

「うおっ、この人はなんだか顔が近いな」と感じたことがある相手は、サイコパスの可能性が高いかもしれません。

人には「心地よさを感じる距離」というものがありますが、サイコパスはその距離が異様に近いことが実験的に確認されています。

米国ジョージタウン大学のジョアナ・ヴィエイラは、四十六名の参加者にサイコパステストを受けてもらってから、心地よく感じる相手との距離を測定しました。

参加者は、床の決められたマークのところに立ち、実験者は四メートル離れたところから少しずつ近づいていきます。参加者は自分が好ましいと感じる距離まで実験者が近づいてきたら「ストップ！」と声をかけます。実験者はそこで立ち止まり、自身と参加者とのアゴの間の距離をデジタルレーザー装置で測定するのです。

次に役割を交代します。実験者が床のマークのところに立ち、参加者のほうから実験者に近づきます。そして心地よく感じる距離まで近づいたら自分で立ち止まります。

実験結果を見ると、好ましいと感じる距離は四十一センチから一・五八メートルまでと、人によってさまざまでした。しかし、**サイコパステストで高得点の人ほど、対人距離が近いほうが心地よく感じる**ことがわかったのです。

◆「この人、なれなれしい」と感じたら要注意

もともとサイコパスは、相手がどんな人でもあまり緊張や不安を感じません。そのため、相手にずんずん近づいても気にならないのでしょう。

私たちは普通、知らない人や初対面の人には、あまり近づきません。親しい間柄になるまでは、ある程度の距離を保つのが一般的です。

ですから、それほど親しくなっていないのに、なれなれしいと感じるほど近づいてくるのであれば、その人はサイコパスの可能性があります。初めて会ったばかりなのにすぐ隣の席に座ろうとしてきたり、なれなれしく身体に触れてきたりするようなら、気をつけてください。もしナンパなどをされても、もちろんついていってはいけません。

さらに、好ましいと感じる対人距離は、文化の影響も受けます。日本人は、欧米人に比べると好ましく感じる距離はやや遠い傾向があります。

日本人には、もともと遠慮がちな国民性がありますから、無遠慮に近寄ってくる人がいたら、より一層「サイコパスかもしれない」と細心の注意を払いましょう。

力づくでも性的欲求を満たそうとする

サイコパスは、**相手を自分の思い通りにするためなら、暴力に訴える**ことも厭《いと》いません。その理由は、「だって、自分がそうしたいから」。

あまりにも自己中心的な発想だと言わざるを得ませんが、それがサイコパスというものです。

たとえば、女性を力づくでモノにしようとしたら、その女性がどれほど傷つくか、ということにサイコパスは考えが及びません。すでに述べたようにサイコパスには共感性が欠如しており、相手の気持ちに配慮できないのです。

米国ノース・カロライナ大学のデビッド・コッソンは、三百七十八名の男子大学生にサイコパステストを受けてもらうとともに、好きな女性に対して、どれくらい脅しや力づくの手段でセックスを迫るつもりがあるかを尋ねました。

その結果、**サイコパス得点の高い人ほど、性的欲求を解消するためであれば、力づくの手段を厭わない**ことがわかりました。

サイコパスにとっては、自分の欲望を満足させることが第一で、女性への配慮などは二の次、三の次でしかないのでしょう。いや、それどころか、ひょっとすると相手の気持ちなど、これっぽっちも頭にない可能性もあります。

◆「相手の都合」はおかまいなし

サイコパスは何でも自分の思い通りにしようとするので、少し会話をしていれば、「この人は、普通じゃない」と違和感を覚えるはずです。

たとえば、次のやりとりを見てください。

男「〇〇さん、今週の土曜日にお食事に行きませんか？」

女「ごめんなさい、土曜日はもう用事が入っているんです」

男「えっ、でも僕は今週の土曜日が空いてるんですよ」

男性が女性の発言をきちんと聞いていないことがわかるでしょう。このように、自分の都合がすべてで、相手の都合などおかまいなしなのです。

会話をしていて、「どうも、話がうまくかみ合わないな……」と感じたら、できるだけ早急に逃げることを考えたほうがいいでしょう。サイコパスは自分の思い通りにならないと、いつ暴力を振るうかわかりませんから。

また、米国テキサス大学のダニエル・ジョーンズは、四百四十七名の男性について調査を行ない、**サイコパスほど、作り話で女性を騙《だま》したり、力づくで女性をモノにしたりする傾向がある**ことを突き止めています。やはり、サイコパスは自分の目的を達成するためなら、ウソをつくことも、暴力に訴えることもためらわないのです。

自分の身に危険が及ぶ可能性があるので、だれかとお付き合いを始めるときは、相手がサイコパスでないかをきちんと見抜くことは非常に大切です。

「暴力を許容する信念」を持っている

サイコパスには暴力的な傾向がありますが、なぜ暴力的なのかというと、**暴力を正当化するような信念を抱いている**からです

シンガポールにある南洋理工大学のレベッカ・アンは、十二歳から十六歳までの三百四十六名に、どれくらい暴力を正当化する信念を持っているかを聞きました。

「もしだれかが自分の悪口を言っていたら、殴るのもOKだと思う」
「もしイライラしたら、相手を突き飛ばしたりするのもOKだと思う」

こういう質問を二十項目ほど用意して調べてみたのです。また、被験者にはナルシストテストも受けてもらいました。

その結果、ナルシスト度が高い人ほど、暴力を振るっても問題ないという信念を持っており、実際に暴力を振るう経験もたくさんしていることが判明したのです。

アンの研究では、サイコパステストではなくナルシストテストを利用していますが、ナルシストであることは、サイコパスの特性のひとつでもあるため、サイコパス度が高い人ほど暴力を許容する信念を持っていると考えても問題ありません。

◆◇「手を上げること」にためらいがない

普通の人なら、「どんな理由があっても、暴力はダメだよ」と思っているでしょう。

ところが、サイコパスはそういう考えをしません。**理由があれば、暴力に訴えてもよいのだ、と本気で思っています。**

つまり、サイコパスが信じられないほどに暴力的なのは、「暴力はいけない」という考えを持っていないから。むしろ暴力を受け入れるような信念を持っているので、何の抵抗もなく手を出してくるのです。

やられたら、必ずやり返す

だれかにイヤなことをされたら、だれでも反射的に「自分もやり返してやる」と思うものです。やられっぱなしでは気分がムシャクシャしますから、復讐心《ふくしゅう》が湧くのは正常な反応だと言えます。しかし、普通の人は「いや、ここでやり返したら同じ穴のムジナかも……」などと考えて思いとどまったりもするでしょう。

けれども、**サイコパスは、復讐心が普通の人よりも「強い」**傾向があり、思いとどまることなく「やり返す」ことが多いのです。こういうところに手がかりとして注目することでも、その人がサイコパスかどうかを判断できます。

カナダにあるブリティッシュ・コロンビア大学のダニエル・ジョーンズ（63ページと同一人物ですが、論文発表当時はこの大学）は、八十二名の大学生にサイコパステストを受けてもらった後、ペアでの作業をしてもらいました。

まず一人の学生がコンピューターの画面で赤い的を狙って撃つというゲームをします。このとき、もう一人の学生は、ゲームをしている学生の反応が遅いと思ったら、爆発音を聞かせます。爆発音の強さは自分で選べることになっていました。

ただし、この爆発音を聞かせる学生は、じつは実験協力者のサクラです。サクラの学生は、参加者の反応がそんなに遅くなくとも、不快な爆発音を必ず聞かせます。

次に役割を交代し、サクラの学生が的を撃つゲームをするのですが、このときに本物の参加者がどれくらいの強さの爆発音を聞かせるのかを測定してみました。

すると、**最初のサイコパステストで高得点の学生ほど、自分にイヤな爆発音を聞かせたサクラには、復讐としてやり返す**ことがわかりました。

◆◇粘着気質で「水に流す」ことがない

心のやさしい人なら、たとえ自分にイヤなことをする人がいても、「まぁ、そんなに目くじらを立てることのほどでもないし、許してやるか」と簡単に水に流すこともあります。しかし、サイコパスは違います。サイコパスは自分に不快な思いをさせた相手を許しません。必ず復讐します。

性格的に**粘着気質**のところがあって、自分にひどいことをした人には、同じことをやり返そうとするのです。

サイコパスの人とお付き合いすることになってしまった人は、別れるときこそ十分な注意が必要です。

相当に気をつけて、相手を傷つけないように言葉を選んで別れるようにしないと、ストーカーになっていつまでもしつこくまとわりつかれる可能性も否定できません。もっとひどいときには、命にかかわるかもしれません。**サイコパスは「自分にひどいことをしたのだから、殺されても当然だ」という自分勝手な理論で行動する**こともあるからです。

ちょっとでもイヤな思いをさせられると、いつまでもぶつぶつと文句や愚痴を言っていたり、ヘビのように執念深くてしつこかったりするのなら、「ひょっとしたら、この人ってサイコパス!?」と警戒するようにしましょう。

人をあざけり、からかうことに喜びを感じる

近年、小学校や中学校でのイジメが社会問題になっています。テレビのニュースでも、イジメを苦にして自殺をする子どもの事件がたびたび報道されています。

そういうとき、イジメる側がよく口にするのが、

「少しからかっただけ」

「一緒に遊んだだけ」

「冗談のつもりだった」

というセリフです。

イジメっ子には、自分が悪いことをしているという意識がありません。もし悪いという意識があれば、そういう行為はしないはずです。悪いと思っていないからこそ、いつまでもイジメをやめませんし、エスカレートさせていくのです。

サイコパスが人の嫌がることを積極的にするのは、イジメっ子の心理と近いと言えるでしょう。自分がどれだけ相手の気持ちを傷つけているか、わからないのです。だから、人がイヤがることを平然とできるのです。

スイスにあるチューリッヒ大学のルネ・プロイヤーは、二百三十三名の成人にサイコパステストを受けてもらい、どれくらい人をからかったり、あざけったりすることに喜びを感じるかを質問しました。

その結果、**サイコパス度が高い人ほど、人をからかうのが好き**であることがわかりました。

◆◇「給料泥棒をしていて、申し訳ないなって思うだろ？」

「からかう」といっても、軽口を叩《たた》くといった生易しいものではありません。相手が自殺してしまうくらいの精神的な苦痛を与える暴言をぶつけます。

職場でも、サイコパスは「そこまで言うのか」と思うくらい、部下や同僚にひどい言葉を浴びせます。

「お前みたいなバカは、さっさと死んでくれ」

「まったく役に立たないお荷物っていうのは、お前みたいなやつのことだ」

「給料泥棒をしていて、申し訳ないなって思うだろ？」

サイコパスはひどい言葉を使うことをためらいません。にもかかわらず、サイコパスは自分がひどいことを口にしているという意識もないのです。

「部下や同僚を発奮させるため、ちょっとだけ言いすぎたかもしれない」

と思うくらいでしょう。

サイコパスの発言は、十分にハラスメントと呼べるものですが、本人は単なるユーモアか、冗談くらいにしか思っていません。だから、反省も後悔もしないのです。

もし自分の上司がサイコパスかもしれないと思ったら、部署異動のお願いをするか、さっさと別の会社に転職することを考えましょう。自分の心が壊されてしまわないうちに自己防衛するのが一番です。

復讐心が強く、根に持ちやすい

かつて日本とアメリカは太平洋戦争で激しい戦闘をくり広げました。広島と長崎には原子爆弾も投下され、何十万人もの同胞が殺されました。

それから考えると、日本人はアメリカ人を恨《うら》みに思っても当然だとも言えるでしょう。しかし、日本人はそれらの出来事を水に流し、アメリカ人と仲良くする道を歩んできたように思います。

どれくらい根に持ちやすいかについては国民性もあるかもしれません。しかし、**サイコパスは普通の人と比べて、されたことをいつまでも水に流せないのです。**

カナダにあるクイーンズ大学のアンジェラ・ブックは、サイコパスと診断された男性囚人三十七名、サイコパスではない男性囚人四十名、一般市民四十二名、大学生三

サイコパスは復讐心が強い

	サイコパスの囚人	非サイコパスの囚人	一般市民	大学生
得点	72	48.10	67.77	68.14

※数値は、複数の項目で測定した「復讐心の強さ」の合計得点
（出典：Book, A. S. & Quinsey, V. L., 2004より）

十八名それぞれの「復讐心の強さ」を測定しました。「もしだれかにひどいことをされたら、どれくらいやり返すと思いますか？」と質問したのです。

◆「ひどいことをされた」という記憶が風化しない

結果を見ると、**サイコパスは、ひどいことをされたという記憶が風化しない**ことがわかると思います。彼らは何度もくり返し思い出して、憎しみを忘れないのです。

何年経とうが、いや、何十年経とうが、ずっと根に持ちつづけるでしょうから、付き合うととても骨が折れるタイプだと言えます。

麻薬、アルコール――依存症になりやすい

同じものばかりを食べ、衝動的に買い物をし、ゲームにハマって飽きずにつづけられるような人は、依存症になりやすいと言われています。

そして、**サイコパスは、まさしく「依存症になりやすい体質」を持っている**ことが、研究によって明らかにされています。

米国ウィスコンシン大学のスティーブンス・スミスは、三百六十名の男性囚人に四十点満点のサイコパステストを受けてもらいました。そして、〇点から二十点以下の人を非サイコパス、二十一点から二十九点の人を中程度、三十点以上の人をサイコパスと分類したのち、アルコール依存と麻薬依存の診断基準の症状に、いくつ当てはまるかを測定してみたのです。

サイコパスほど依存症になりやすい

	非サイコパス（124名）	中程度（123名）	サイコパス（113名）
アルコール依存	4.40	6.28	8.23
麻薬依存	1.82	2.42	3.34

※数値は、それぞれの依存症の診断基準に当てはまる症状の数
（出典：Smith, S. S. & Newman, J. P., 1990より）

すると、上掲の表を見ていただければわかるように、非サイコパスよりは中程度の人のほうが、中程度の人よりは明確にサイコパスのほうが、いずれの依存症にもなりやすいことが判明しました。

つまり、**サイコパスは依存症になりやすい**のです。

カナダにあるニュー・ブランズウィック大学のアンソニー・ホプレイも、同じ研究を行なっていますが、やはりサイコパスはアルコール依存、麻薬依存になりやすいという結果を得ています。

◆脳の「報酬系回路」が活性化しやすい!?

依存症は、アルコールや麻薬だけではありません。買い物依存症や、最近ではスマホ依存症というものもあります。こういった他の依存症についてもサイコパスのほうがなりやすいのかは、今のところ確認されていません。

ですが、「依存症になるメカニズム」自体はそんなに変わらないので、サイコパスほど各種の依存症になりやすいのではないかと推察されています。この点については、今後の研究を待ちたいと思います。

「依存症になるメカニズム」は、どんな依存症でも共通しており、**脳の「報酬系」と呼ばれる神経回路が強く働くことによって依存が形成される**と考えられています。

つまり、「気持ちがいい」と感じやすいかどうかで、依存症になりやすいかどうかがわかります。サイコパスは普通の人に比べて、お酒や麻薬、その他のことでも快楽を感じやすいという特徴があるのです。

「マキャベリ主義者」で損得勘定に敏感

サイコパスは、**どんなときも損得勘定をして行動**をします。

自分にとって利益があれば動きますし、損になることなら動きません。その意味では、**非常に合理的かつ現実的なタイプ**であると言えるでしょう。

ワシントン大学のピーター・アーネットは、四十歳以上と十八歳以下を除いた男性囚人五十八名にサイコパステストを実施し、二十九名のサイコパスと二十九名の非サイコパスの二つのグループに分けました。

それから、赤と緑の光のうち、光ったほうのボタンをできるだけ早く押すというゲームをやってもらいました。ただし、各グループの半数には「うまくできたら謝礼としてお金がもらえる」と伝えました。残りの半数にはそういうことは伝えません。

すると、**サイコパスは「うまくできたらお金がもらえる」と伝えられたときのほうが、ボタンを押すのが早くなる**ことがわかりました。サイコパスは、報酬には敏感に反応するのです。

一方で、非サイコパスはというと、お金がもらえようがもらえまいが、ボタンを押す早さにあまり変化はありませんでした。「お金がもらえる」という条件は、あまりモチベーションアップにつながらなかったのです。

仕事をするとき、いつもはダラダラしているのに、「早く終えたら、ボーナスが出るよ！」と言われたら、すぐに目の色が変わって作業能率をアップさせるような人は、いくらかサイコパスの可能性があります。こんなところでも、サイコパスかどうかは判断できるのです。

◆◇お金のためなら、倫理やモラルは後回し

「目的のためなら、手段は選ばない」という考え方のことを、心理学では**「マキャベリ主義」**と呼びます。

『君主論』という本を書いたマキャベリという人物に由来する用語です。サイコパスは、マキャベリ主義を自分の行動基準にしているので、自分にトクがあることなら、たとえそれが悪いことでも平気でやってしまいます。

最近、企業の不祥事がよくニュースになります。検査結果の偽装や売り上げデータの改ざんなどが明るみに出て不祥事として騒がれるわけですが、そもそもサイコパスは、それが悪いことだとも思っていないでしょう。

売り上げが伸びるのなら、あるいは、それが自分の利益につながるのなら、倫理に反した行動をとるのもサイコパスにとっては当たり前のことです。

利益を得られることが自明であれば、サイコパスは悪びれもせずに犯罪に手を染めます。

普通の人なら、悪いことは悪いことで、やってはいけないという判断ができます。しかし、サイコパスは自分の利益しか考えません。**「お金のためなら、悪いことをしてもよい」という考えで行動するのがサイコパス**なのです。

利益のためなら大胆なウソもつける

サイコパスは、「道徳心」などこれっぽっちも持ち合わせていません。そのため、**自分に有利になるのであれば、平気な顔でウソをつけます**。

カナダにあるブリティッシュ・コロンビア大学のアリシア・スピーデルは、六十名の非行少年・少女を対象に、サイコパス度を三段階（高、中、低）で測定しました。

そして、「自分が利益を得るためなら、どれくらい平気な顔でウソをつけるか」について答えてもらいました。

すると、次ページのグラフのような結果が得られました。

サイコパスは自分の利益のためなら、ウソをつくことにためらいがないことがわかります。

ただ、ウソをつくことすべてが悪いというわけではありません。

サイコパスほど利益になるならウソをつくことをためらわない

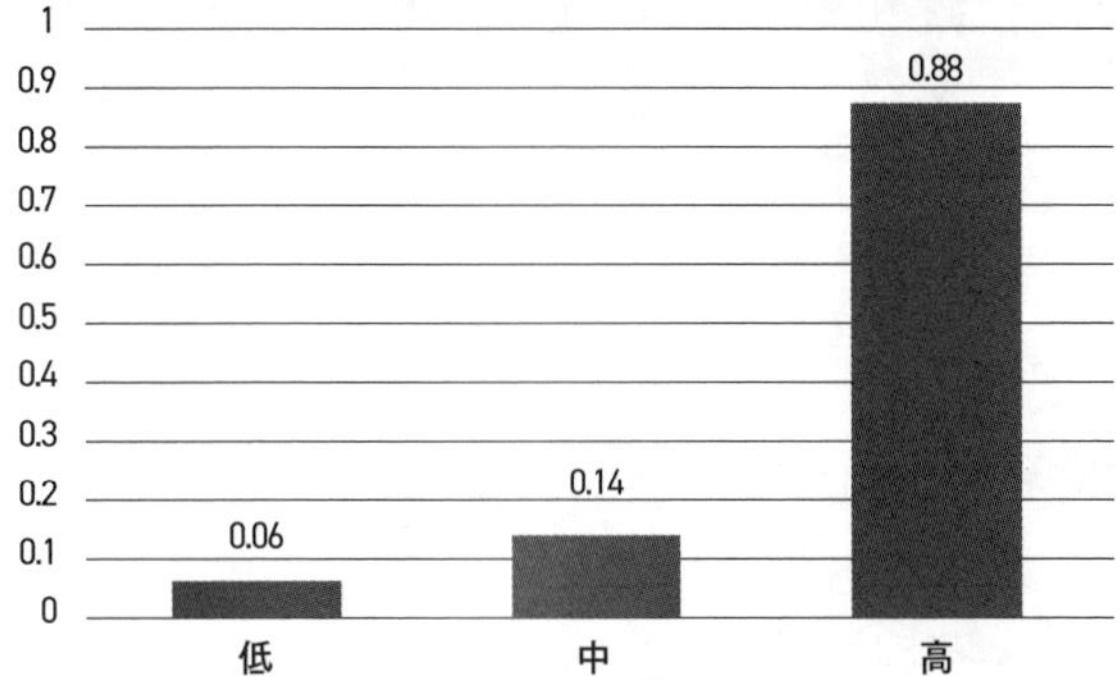

※数値は０点から２点で測定　（出典：Spidel, A., et al., 2011より）

◆ビル・ゲイツも　スティーブ・ジョブズも　サイコパス気質!?

ビル・ゲイツにも、スティーブ・ジョブズにも、まだ開発されていない商品を堂々と売り込み、受注してから大急ぎで商品を開発して間に合わせた、という逸話《いつわ》がいくつもあります。

「平気な顔でウソをつける」という点では、ビル・ゲイツも、スティーブ・ジョブズも、サイコパス気質だと言えなくもないのです。

しかし、考えてみると、ビジネスの世界においては、大胆にウソをつけるくらいの人物でないと、大きな成功は望めないのかもしれません。

犯行計画はいつでも「入念で緻密」

サイコパスというと、「衝動的に人を殺してしまいそう」といったイメージがあると思います。しかし、その思い込みは間違いであるようです。むしろサイコパスの人は、入念に殺人計画を立てて、緻密《ちみつ》に犯罪を実行する傾向があります。

カナダにあるダルハウジー大学のマイケル・ウッドワースは、百二十五名の殺人犯にサイコパステストを実施しました。その上で、三十四名のサイコパス群と九十一名の非サイコパス群に分け、それぞれがどのような殺人をおかしたのかを調べてみました。

すると、サイコパス群の九三・三％は、計画的に殺人事件を起こしていることがわかったのです。**ほぼ十人中九人というかなり高い率で、サイコパスは計画殺人を実行**していました。

一方の非サイコパス群はというと、計画的に殺人を行なっていたのは四八・四％。残りは「激情に駆《か》られて」殺人を犯していました。

ウッドワースの研究結果によれば、**「思わずカッとなって殺してしまった」というケースは、むしろ「サイコパスでない人」に当てはまる**特徴だと言えるでしょう。

サイコパスは、猟奇《りょうき》的な殺人を行なうものの、衝動に駆られてそうするのではなく、あくまでも計画にのっとってやっているのです。

◆◇「完全犯罪」を狙う知能犯

テレビのニュースで、不審者が昼間の路上で見境なく人を刺したりする通り魔事件が時折報道されますが、「計画性がない」という点からすると、そういう事件を起こす犯人はサイコパスではないということになります。

サイコパスは、愚かな人ではありません。どうすれば自分が逮捕されないかをきちんと考慮した上で犯行に及びます。みすみす捕まるような真似はしないのです。完全犯罪を狙うという意味では、「知能犯」と呼べるでしょう。

また、サイコパスは、平気でハラスメントを行ないますが、自分の発言や行為をきちんと分析し、「この程度なら訴えられない」と見きわめながらやります。「ここまでなら許される」と判断して、セクハラやパワハラをしているのではないかと考えられるのです。

さらに、サイコパスにはウソつきという特徴もありますが、ウソをつくときには、バレないように内容に整合性を持たせなければなりません。その点で、愚かな人は内容が支離滅裂で、すぐにバレるウソをつきます。しかし、サイコパスのつくウソは入念に練り上げられており、なかなかバレません。

サイコパスはウソつきの達人でもあるわけです。

Column
コラム

たった十二個の質問でサイコパスか見抜ける!?

サイコパスを診断するテストはいくつもあります。ですが、サイコパスによく見られる三つの性格、すなわちナルシシズム、マキャベリ主義、サイコパシー（精神病質）を調べるだけでも、質問項目は百近くあります。ナルシシズムで四十項目、マキャベリ主義で二十項目、サイコパシーで三十一項目もあるのです。

ウェスト・フロリダ大学のピーター・ジョナサン（20ページと同一人物ですが論文発表当時はこの大学）は、さすがにこれでは項目が多すぎると考えました。回答者もうんざりするでしょうし、疲れて途中からいいかげんに回答してしまうかもしれません。

そこでジョナサンは、**ナルシシズム、マキャベリ主義、サイコパシーのそれぞれに四項目ずつ、計十二項目ですむテスト**を作りました。以下が大まかな内容です。

ナルシシズムを測定する四項目

- □「人に称賛してもらいたいと思う」
- □「私に注目してもらいたいと思う」
- □「私を特別扱いしてほしいと思う」
- □「特権、特別な地位がほしい」

マキャベリ主義を測定する四項目

- □「目的のためならウソをつく」
- □「目的のためなら人を操る」
- □「目的のためなら媚《こび》を売る」
- □「目的のためなら人を利用する」

サイコパシーを測定する四項目

□「私は後悔しないタイプだ」
□「私は無感情だ」
□「モラル（道徳）なんて関係ない」
□「私はシニカルだ」

もちろん、質問項目が減ったからといっても、サイコパスかどうかを見抜く精度が落ちる、ということはありません。**百近い項目で測定したときと、ほとんど同じ結果が得られる**ことは確認済みです。

十二個の質問で済むのなら、こちらのほうがサイコパスかどうかを測定するテストとして、かなり実用的だと思います。

第3章

サイコパスを見破る「手がかり」

——相手のいいように操られないために

サイコパスを見破るのはそんなに難しくない。
ただ、多くの人がサイコパスについての知識を持っていないだけだ。

この章では、サイコパスを見破るヒントを解説する。

「なんか苦手だな……」と思っていた人に当てはまるのであれば、深くかかわらず、いち早く逃げることをおススメする。

普通の人でも気づける「三つのポイント」

専門的な訓練を受けていないと、相手がサイコパスかどうかを見抜くことはできないのでしょうか。

いいえ、そんなことはありません。

カナダにあるデンバー大学のリアン・ブリンクは、刑務所に収監されている百名の男性と会話した様子をビデオに録画し、四十名の素人の大学生に見せて、サイコパスかどうかを見抜けるのか実験してみました。

その結果、**まったくの素人でもサイコパスかどうかを正しく見抜ける**ことがわかったのです。

さらにブリンクは、次の三点に注目すると正答率が上がることを突き止めました。

見破るヒント①──「偽りの笑顔」

サイコパスは、特に面白い話をしていないときでさえ、にこやかな笑顔を絶やしません。愛想のよいセールスマンが、にこやかに営業をするときのような感じでしょうか。笑顔を絶やさないので、一見「さわやかな印象」を受けるかもしれませんが、それはあくまで「獲物を落とすための戦略」ですので、騙されてはいけません。

見破るヒント②──「身ぶり手ぶりの大きさ」

サイコパスは、オーバーアクション気味にしゃべります。テレビのトーク番組に出演しているお笑い芸人のような感じでしょうか。身ぶり手ぶりが大きいので、つい話に引き込まれそうになりますが、それも「獲物を落とすための戦略」ですので注意が必要です。

見破るヒント③──「乱暴な言葉遣い」

サイコパスは、あまり上品な家庭に育っていないことが多く、一緒に遊んでいる友だちも社会階級があまり高くない傾向があります。そのため、どうしても素行の悪い人が使うような、乱暴な言葉遣いになってしまうのです。

◆俗語、卑語の使用頻度に注目

偽りの笑顔や、身ぶり手ぶりの大きさなどは、本人が意識すれば特徴を消すことができる可能性があります。しかし、言葉遣いに関しては相当に訓練しないと矯正できません。ですから、ここに一番注目すれば、サイコパスかどうかを見抜けるのではないかと個人的には思います。

素行の悪い人たちにしかわからないような俗語や卑語、隠語のようなものを使ったり、「なんだか言葉が汚いな」と感じたりするようなら、相手がどんなに素敵な笑顔を見せていても、すぐに心を許してはいけません。

その笑顔の裏には、こちらをいいように振り回したいという下心が隠されているかもしれませんから。

「恐怖」を感じるセンサーが鈍い

小さな子どもは、暗いところや知らない人を怖がるものですが、サイコパスの子どもはあまり怖がりません。

そもそも、恐怖という感情を感じにくいという特徴があるのです。

未婚のまま親になった、出産時にまだ十代だった、学歴が低い、収入がない、麻薬中毒である、犯罪歴がある、などの基準で選んだ約七千名の親子を十四年にわたって調べた「エイボン親子縦断研究」（ＡＬＳＰＡＣ）という研究があります。

この研究では、子どもが二歳のときに、どれくらい恐怖を感じやすいのかについて調査されていました。

「罰を与えても反応が鈍い」
「危ないから行ったら怒るよと言われている場所に行く」
「知らない人、知らない場所でも気にしない」

といった質問項目に答えてもらっていたのです。

ロンドン大学のエドワード・ベイカーは、この研究のデータを使ってサイコパスと恐怖の感じやすさの関連性について分析しました。

すると、**恐怖を感じにくい子どもほど、思春期を迎える頃に失感情症や行為障害になりやすい**ことが明らかになりました。失感情症とは自分の感情（情動）への気づきや内省が乏しい状態、行為障害とは反抗的・攻撃的な非行行為を繰り返す状態のことで、どちらもサイコパスによく見られる特徴です。

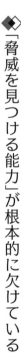

◈「脅威を見つける能力」が根本的に欠けている

オランダにあるラドバウド大学のシルコ・ホッペンブラウワーズは、サイコパスの子どもが恐怖を感じにくい理由として、**脅威を見つける能力が根本的に欠けているから**だと推測しています。

たとえば、高い木に登ったり高い崖《がけ》の上に立ったりすれば、普通の人なら「ここから落ちたら死んでしまう」と予想できます。

恐怖の感情は、「その場から逃げたほうがいいのかどうか」を私たちに本能的に知らせてくれるのです。

しかし、サイコパスの子どもは、このセンサーがうまく機能していません。

私たちに恐怖を感じるようにさせるのは、脳の「扁桃体」と呼ばれる領域なのですが、前述した通り、サイコパスの脳には、この領域の機能障害が起きている可能性があるのです。

「ギョッとするシーン」でのまばたきの回数に注目

相手がサイコパスかどうかを見きわめたいのであれば、ホラー映画やサスペンス映画、スリラー映画などを一緒に観に行くのがよいかもしれません。

そして**普通の人がギョッとするようなシーンで、隣に座っている相手がまばたきをしているかどうかを注意して見る**のです。

普通の人ならば、恐怖や不安を感じると、まばたきの回数が増えます。怖い場面で、パチパチパチパチとたくさんまばたきをしていたら普通の人です。

しかし、まばたきをせず、じっとスクリーンを見つめているようならサイコパスの可能性が高いと言えます。

前の項でも述べましたが、サイコパスはもともと無感情なところがあり、恐怖を感じることがありません。ですので、恐ろしい場面でも平常時とそれほど変化がなく、まばたきも増えないのです。

◆「不快なもの」を見ても平気

米国マイアミ大学のスティーブ・サットンは、快適な気分を引き出す写真（微笑む赤ちゃんなど）、何の感情も引き起こさない写真（建物など）、不快な気分を引き出す写真（屠殺《とさつ》される牛や豚など）をたくさん用意して、被験者に一枚につき六秒ずつ見てもらい、そのときのまばたきの回数を測定しました。

すると、サイコパスでない人のまばたき回数は、不快な写真がもっとも多く、次にニュートラルな写真が多くなり、まばたきの回数が一番少ないのは快適な写真でした。見たくもないものを見せられると、まばたきの回数が自然と増えたのです。

ところがサイコパスには、このような変化は見られませんでした。**不快な写真も、自然の風景を見るときと同じように見ていられる**のです。まばたきをしないということは、気分が動揺することなく、落ち着いた状態だということです。

つまり、まばたきの回数から、相手が動揺しているかを把握《はあく》することでも、サイコパスかどうかはある程度は予想できるのです。

もちろん、もともとホラー映画が大好きで、あまりにもホラー映画を観すぎた結果として、少々のことでは動揺しなくなっている可能性もあります。ですから、相手がどれくらいホラー映画を観たことがあるのかも事前に確認しておくといいでしょう。

また職業が外科医など、普段から血を見慣れている人も、あまり動揺せず、まばたきの回数が増えないこともあるので、早とちりしないようにしてください。

SNSでターゲットを執拗に誹謗中傷する

テクノロジーの発展によって、私たちは世界中の人たちと簡単につながれるようになりました。遠く離れた友人や家族と、いつでも好きなときにやりとりができるのですから、非常に便利です。

サイコパスもテクノロジーの発展は大歓迎でしょう。

ただし、その理由は連絡がしやすくなったからではありません。

サイコパスは性格的にサディスティックであるため、**いつでもイジメの対象となる人を探しており、その「獲物」をインターネットで簡単に見つけられるようになったからです。**

インターネットがなかった時代、サイコパスは身近なところで獲物を探すしかありませんでした。同じクラスの人たちや同じ職場で働く人たちが、彼らにとっては都合のいいターゲットだったはずです。

もちろん、今でもサイコパスは、職場で部下に膨大な量の仕事を与えたり、指導や教育と称してパワーハラスメントをしたりしていることでしょう。ですが、インターネットの出現によって、もっと手軽に「獲物」を見つけられるようになりました。

◆ネット上で「獲物」を物色

カナダにあるマニトバ大学のエリン・バッケルスは、サイコパス度の高い人ほど、ネットで中傷や悪口を書き込む傾向があることを見出しています。

サイコパスは、ネガティブなレビューや、ネガティブなコメントが大好き。「どこかにいい獲物はいないかな？」と絶えず探していて、手ごろな対象を見つけると、ひどい言葉で責めたてます。

特定の人物、あるいは商品やサービスに対して、徹底的にこき下ろすコメントをしているなら、そしてそういう行為に喜びを感じているのなら、その人はサイコパスの可能性が高いでしょう。

「そこまでひどく言わなくても……」と思うほど、サイコパスは手心を加えません。

匿名性《とくめい》が高くなると、だれしも言いたい放題になりがちです。インターネットの世界では、コメントをする人は匿名性が確保されており、心おきなく中傷したり悪口を書き込んだりできるものです。

その意味では、匿名性が確保されている状況では、だれもが多少はサイコパスになってしまうと言えます。とはいえ、**本物のサイコパスは、その度合いがより強烈で激しい点で区別できる**でしょう。

ネガティブな書き込みが大好きで、人をイジメることが大好きな人ほど、サイコパス気質を持っていると言えます。そういう人にはあまり近づかないほうが無難です。そういう人と仲良くなってしまうと、表面的にはニコニコとお付き合いできていても、陰でどんなにひどいことを書かれるか、わかったものではありませんから。

「食べ物の好み」も判断材料に

食べ物の好みでも、サイコパスかどうかをある程度判断することはできます。

じつは、**サイコパスは、「苦い」と感じる食材を好んで食べる**という特徴があるのです。魚のキモや、ゴーヤ、ピーマン、銀杏《ぎんなん》など、苦いものが大好きだというのであれば、ひょっとするとサイコパスの可能性が高いかもしれません。

もちろん、食べ物の好みだけで判断するのは早計ですので、他の特徴も考慮しなければなりませんが。


オーストリアにあるインスブルック大学のクリスティナ・サジョグロウは、九百三十五名の成人（平均三十五・六五歳）にサディズムとサイコパシーの心理テストを受けてもらい、食べ物の好みについても尋ねました。

その結果、**サディズム度とサイコパス度の高い人ほど、なぜか苦いものを好むこと**がわかったのです。

◆◇「苦味」「アルコール」「タバコ」が大好き

もともとサイコパシー傾向が高い人は、普通の人に比べて感情が鈍磨しています。そのため、味覚に関しても、やや鈍い可能性があります。

普通の人は苦い食べ物をあまり好みませんが、サイコパスの人はそういう「苦味」を感じにくいのでしょう。

また、**サイコパスは、タバコやアルコールも好む傾向がある**のですが、タバコやアルコールも最初は決しておいしく感じられるものではありません。初めてビールを飲む人は、苦味しか感じられないのではないかと思います。少なくとも私はそうでした。

食べ物の好みだけでサイコパスかどうかを判断してはいけませんが、研究結果からもわかるように、間違いなく判断材料のひとつにはなります。

他の特徴、たとえば、愛情や思いやりに欠けていることや、道徳心に欠けていることなどと一緒に考えれば、その人がサイコパスなのかどうかを見抜くのに役立つのではないでしょうか。

さっぱりしたお茶よりも、苦味のある濃いお茶を好む、コーヒーも薄いアメリカンでなく、濃いコーヒーを好むというのであれば、多少サイコパスの傾向があると言えるでしょう。

「言語解析ツール」を使ってわかったこと

「話す内容」を調べることでも、その人がサイコパスかどうかがわかります。

米国コーネル大学のジェフリー・ハンコックは、サイコパスの殺人者十四名と、サイコパスでない殺人者三十八名に、自分の犯行についてできるだけ詳細に語ってもらいました。そして、その内容を言語解析ツールで分析し、サイコパスか否かを判別できるか研究しました。その結果、以下の手がかりに注目すれば、サイコパスを正しく見抜けることがわかりました。

手がかり①―感情語の欠如

サイコパスは犯行について、非常に淡々と語ります。事実を列挙するような感じで話し、感情語があまり含まれません。「私は、彼が振り向いた瞬間にナイフで刺したのです」のように、まるで他人事のように話すという特徴があります。

手がかり②｜過去形の多用

サイコパスは話すときに過去形を多用し、「ナイフで刺すと血が出ました。五分ほどで苦しんで死にました」のような話し方をします。自分が事件を起こしたという意識が希薄で、心理的に切り離されてしまっている（分離されている）のだろうと、ハンコックは指摘しています。

手がかり③｜因果関係を重視

ハンコックによると、サイコパスは「なぜなら～」「その結果として～」のように因果関係にかかわる語句をよく使うそうです。因果関係を説明できるということは、それだけサイコパスが理知的な証拠だとも言えるでしょう。

サイコパスと非サイコパスは、その話す内容に明確な違いがあるようです。**感情語が含まれず、冷たく、淡々と話しているかどうかに注目**してみましょう。

「退屈」を苦痛に感じやすい

サイコパスは、いつでも刺激を求めています。お酒やタバコや麻薬に手を染めてしまうのも、刺激がほしいから。何もせずじっとしていることに、サイコパスは耐えられません。何かしらの刺激がないと、すぐに退屈してしまうのです。

米国ケンタッキー州にあるマリー州立大学のアンジェラ・ニューベリーは、四百十八名の高校生を調査し、**退屈さを感じやすい学生ほど、過去一年間でのケンカの回数や公共物の破壊などの非行の件数が多くなる**ことを明らかにしています。

普通の人なら、三十分から一時間くらいであれば、どんなに退屈でも我慢できるかもしれませんが、サイコパスにはムリでしょう。

五分も何もしないでいると、お尻をモゾモゾさせたり爪を噛んだり、周囲を見渡して面白そうなことを見つけようとしたり、前に座っている人の背中をつついてみたりするのではないかと思われます。

◈飽きっぽく「まっとうすることがない」

つまり、「飽きっぽいかどうか」に注目すれば、サイコパスかどうかを見抜くことができます。

派手な演出の多いアクション映画なら、最後まで黙って観ることができますが、日常生活を描いたようなほのぼのする映画だと、十分くらいで観るのをやめてしまうでしょう。

ゲームに関しても同様で、少しでもつまらないと感じたら、すぐにやめてしまいます。最初はものすごく集中して何時間でもぶっつづけでプレイして楽しみますが、突然やめてしまい、そのゲームには見向きもしなくなるのです。

人間関係においても、その飽きっぽさは同様に見られます。

サイコパスの男性には、数多くの女性とお付き合いする傾向があるのですが、その理由は飽きっぽいから。

普通の人なら、好きな相手と過ごす時間が長くなればなるほど、心の絆《きずな》も強くなっていくものですし、親密感や愛情も高まっていきます。ところがサイコパスは、どうもそうではないらしく、一人の相手とずっと一緒にいると、すぐに飽きてしまって他の異性に目を向け始めるのです。

退屈を感じること自体は、だれにでも起こり得る自然な反応ではあるものの、**サイコパスは普通の人以上に、退屈を苦痛に感じる傾向**があります。

何をやっていても、サイコパスはすぐに放り出してしまうのです。

毎日、退屈していて「ねえねえ、何か面白いことない?」と周囲に聞いてばかりの人がいるなら、その人はサイコパスの可能性が相当に高いと考えてよいでしょう。

「平常時の心拍数」が非常に低い

サイコパスは恐怖を感じたり動揺したりすることがあまりないので、心臓がドキドキすることもそんなにありません。

そのためでしょうか、**平常時の心拍数も非常に低い**という、少し変わった特徴もあります。

テキサス州にあるサム・ヒューストン州立大学のトッド・アームストロングは、大学生百五名の平常時の心拍数を測定して、低いグループ（一分間に六十六回以下）、中くらいのグループ（一分間に六十七回から九十四回）、高いグループ（一分間に九十五回以上）に分けました。

そして、どれくらい万引きやケンカなどの経験があるか、あるいは五十ドル以上のものを盗んだり、自動車を破壊したりした経験があるかについても尋ねました。

その結果、**心拍数が低いグループほど、非行や反社会的行動をした経験があることがわかった**のです。

心拍数が低いとは、それだけ感情が落ち着いているということです。

サイコパスにとっては、万引きをすることも、だれかにケガを負わせることも、緊張するようなことではないのかもしれません。

悪いことをするとき、たいていの人は心臓がドキドキするものですが、サイコパスの心拍数は変わりません。そもそも、悪いという意識すら希薄なので、いつでも心拍数は落ち着いたままなのでしょう。

◆◇顔を見れば、心拍数がわかる⁉

そのため、サイコパスかどうかを判断するためには、心拍数を調べるのも一つの手です。ただ、「あなたの心拍数を測定させてください」といきなりお願いするわけにはいきませんし、そもそも、たいていの人は心拍数を測定する道具を持っていません。

最近では、心拍数を測定してくれる腕時計もあるようですが、確かめたい相手がそれを身に着けていたとしても、心拍数を尋ねるのは、はばかられるでしょう。

ただし、間接的に心拍数を知る方法はあります。

それは、顔をよく見ること。**相手の顔をよく見ていれば、心拍数もおおよそ見当がつきます。**なぜなら、何かしらの感情の高ぶりがあって心拍数が高まれば、だれしも顔色や表情が変化するからです。

たとえば、約束を破ったり遅刻したり、会社の備品を盗んでいることを指摘されたりすると、普通の人は顔が青ざめ、呼吸が荒くなるものですが、サイコパスの人はまったく変わりがなく、無表情のまま。

つまり、普段からポーカーフェイスで、感情が読み取りにくい人は、心拍数も低いと考えてもよいと思います。表情の変化もサイコパスの判断の手がかりになるのです。

話がクドクド長くなりがち

小学校の朝礼のとき、「校長先生の長話」にうんざりした思い出がある人は多いでしょう。じつは、サイコパスにも似たようなところがあり、**話が普通の人よりも長くなる傾向がある**のです。

ポーランドにあるマリー・キュリー・スクウォドフスカ大学のバーバラ・ガウダは、反社会性パーソナリティ障害（ほぼサイコパスと同義）と診断された六十名の囚人と、反社会性パーソナリティ障害ではない四十名の囚人と、百名の普通の大学生に、カップルが抱き合っている同じ写真を見せて、どんな写真なのかを好きなだけ語ってもらいました。

話が終わったところで、それぞれのグループの話した単語数をカウントしてみると、次ページのような結果になりました。

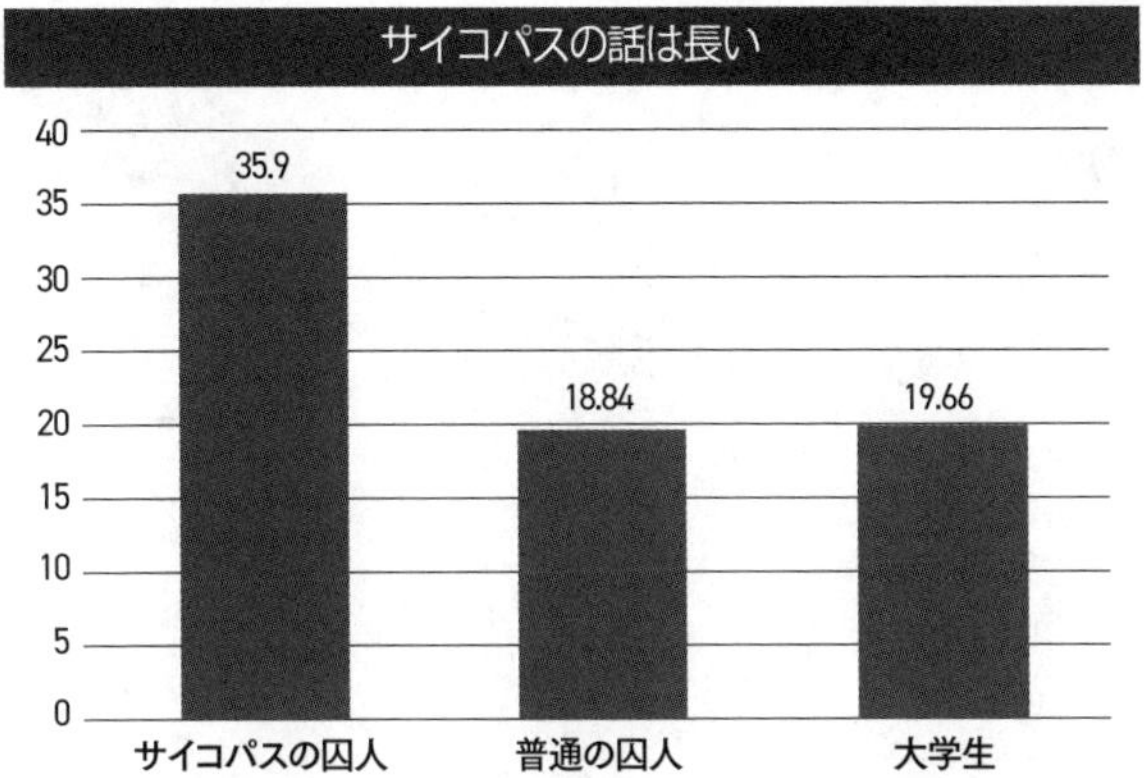

※数値は、単語数　（出典：Gawda, B., 2008より）

◆単語数に「驚きの差」が——

同じ写真を見せられて、それについて話すだけなので、どのグループもほとんど同じくらいの長さになりそうですが、そうではありませんでした。

サイコパス度の高い人ほど、話が長くなることが明らかになったのです。

いつまでもクドクドと説教をやめない上司や先生、あるいはお客がうんざりした顔をしているのに、いつまでも説明をやめない営業マンなどは、サイコパスの可能性があることを知っておいたほうがいいでしょう。

Column
コラム

サイコパスは「だって……」が口癖!?

46ページでも述べましたが、悪いことをするとたいていの人は反省をします。けれども、サイコパスは反省などしません。そもそも、自分が悪いことをしたとも思っていません。ですから、自分を変えようなどとは思うはずもないのです。

たとえ刑務所に入れられても反省しないのですから、サイコパスの再犯率が高いのも当然だと言えます。

カナダにあるダルハウジー大学のステファン・ポーター（25ページと同一人物ですが、論文発表当時はこの大学）は、男性の殺人犯五十名にサイコパステストを実施し、サイコパスと非サイコパスに分類しました。

そして、すべての殺人犯に一時間から一時間半のインタビューをして、殺人に至った経緯や、その動機などを語ってもらいました。

その内容を分析した結果、サイコパスにはある特徴が見られました。

「だって、あいつが先に手を出してきたんですよ」

「だって、お金に困っていたのだから仕方がないじゃないですか」

「だって、同じ状況なら、他の人だって僕と同じことをするでしょう?」

このように、とにかく**「だって……」と自分の行為を正当化する**ことが多かったのです。

自分の行為を正当化したいのであれば、反省しないのもうなずけます。

仕事で大きなミスをしたとき、自分のダンドリが悪かったとか、自分のチェックが甘かったとか、責任は自分にあると感じる人ほど反省をしますし、同じ失敗を二度とくり返さないように心がけます。

ところが、上司が邪魔をしたせいでうまくいかなかったとか、お客の質が悪かったとか、あれこれと言い訳をして自分の失敗を正当化する人は、「私は悪くない」と思い込むことができるので、反省なんかしません。反省する必要を感じないのです。

サイコパスはウソをつくのがうまいのですが、**自分自身を騙すのもうまいのです。**

自分に都合のいい理由をでっち上げて、「だから、私は悪くない」というウソを自分に信じ込ませてしまいます。

じつは、サイコパスの子どもは、自分を正当化するのがうまいという研究もあります。

米国フロリダ・アトランティック大学のマダヴィ・メノンは、**破壊や暴力などの反社会的な行動をとる子どもは、自分の反社会的な行動を正当化するのがうまい**ことを明らかにしています。

「私がこんなことをするのは母親に虐待されたから」

「私があんなことをしたのは、友人にやるように求められたから」
「先生にひどいことを言われ、ムシャクシャしていたから」

言い訳したり正当化したりできるということは、ある程度の知能があるという証拠でしょう。

しかし、そういう知能は、勉強などに活かしてもらいたいところですが、残念なことにサイコパスは自分の保身のために使ってしまうのです。

第4章

もし身近な人がサイコパス傾向にあったら

——〝被害〟を最低限に食い止めるために

家族、友人、恋人、同僚……。
「もしかして、サイコパスかも」と思い当たる人がいるかもしれない。

簡単に切れない関係の人が、サイコパスかもしれない場合、
注意して接しないと、あなたがつらい目に遭ってしまう。

そんなとき、あなたはどう対処すればいいのか。
そして、その人とどのように向き合っていくべきなのか。

本人の「強い意志」があればサイコパスは治せる？

さて、サイコパスの人は、一生サイコパスとして生きていかなければならないのでしょうか。

いいえ、そうではありません。

本人が「自分を変えよう」という強い意志を持って行動を見直していけば、サイコパスの症状を軽減することは可能なのです。

サイコパスは、相手がどんな気持ちなのかを配慮することを苦手としていますが、それは相手の顔をきちんと見ていないから。

「相手の顔をしっかり見る」といった指導を受けると、相手の気持ちを少しずつ理解できるようになることがわかっています。そして、それに合わせて、思いやりや気配りについても学習できるようになるのです。

◆「相手の目をしっかり見る」ことの大切さ

オーストラリアにあるニューサウスウェールズ大学のマーク・ダッズは、九十八名のサイコパスと診断された男子（八歳から十五歳）を対象にした実験を行なっています。

サイコパスの子どもは、基本的に相手の目を見ません。しかし、「モデルの目をしっかり見つめてください」という指示を出してから、怒った顔や笑った顔のモデルの写真を見せ、「この人はどんな感情を抱いていますか？」と質問すると、指示を出す前よりも正答率がアップするという結果を得ています。

サイコパスだからといって、相手の感情がまったく読み取れないわけではありません。

そのやり方がわからないだけなのです。

「相手の目を見るようにするといいよ」などと、**しっかりと具体的に教えてあげると、サイコパスも相手の感情を理解できる**ようになります。

ちなみに、自閉スペクトラム症の子どもも、相手の顔を見ません。サイコパスと同様に、彼らは他人と目を合わせることや相手の気持ちを察することを苦手としています。

こちらの自閉症の子どもも、相手と目を合わせることをきちんと教えてあげると、相手の気持ちを理解することができるようになった、という報告もあります。

月日が経つのを気長に待つ

43ページで、サイコパスはなかなか変わらないとお話ししました。たしかに若いうちは、なかなかサイコパスの性格や行動は変わりません。しかし、年を重ねていけば、ずいぶんと落ち着いてきます。

若いうちは相当に短気で怒りっぽい人でも、ある程度の年齢になると、いちいち腹を立てるのも面倒くさく感じるようになるのか、短気な性格も改められます。体質が変化して、私たちを怒りっぽくさせる男性ホルモン（テストステロンなど）の分泌《ぶんぴつ》が少なくなることも理由のひとつでしょう。

私も二十代や三十代のときは、いつでもキリキリ、カリカリしており、ほんのささいなことでも怒ってしまう人間でした。しかし、四十歳を過ぎ、五十歳に手が届く年齢になった今では、まったく怒らなくなりました。不思議なくらい穏やかな性格に変わってきたので、自分でも驚いています。

カナダにあるダルハウジー大学のステファン・ポーター（25ページと同一人物ですが、論文発表当時はこの大学）は、三百十七名の男性囚人にサイコパステストを実施し、個々の囚人が起こした暴力犯罪の件数を年齢別に調べました。

その結果、**暴力犯罪はサイコパスの人もそうでない人も十八歳から二十四歳に起こすことが一番多く、加齢とともにあまり起こさなくなる**ことがわかりました。

四十代、五十代、六十代と暴力犯罪の件数はどんどん減り、六十代ではほぼゼロになります。

◆◇その人が「一生、サイコパス」とも言い切れない

ある人がサイコパスだとして、一生サイコパスのままなのかというと、どうもそうではないようです。

もし身近にサイコパスがいて、自己中心的な発言やモラハラなどで周囲を振り回し

ていたとしても、年齢を重ねたら、自然と落ち着いてくるかもしれません。

特に何か自己改善の努力などしなくとも、加齢によって性格は変わります。しかも、基本的に好ましい方向へと変化します。

最近では、「アンチエイジング」が盛んで、年をとることに抗《あらが》っていこうとする風潮がありますが、加齢は決して悪いことではありません。

少なくとも、サイコパスの性格や行動は改められるわけですから、「年をとるのも決して悪くはない」と思うようにしましょう。

「人口過密地域」を離れてみる

だいたい、犯罪や非行が起きやすいのは都市部と相場が決まっています。

米国コロンビア大学のジョナサン・フリードマンは、ニューヨークの市民台帳を調べて、比較的人口密度が低い地域に比べて**人口過密地域のほうが、少年非行、犯罪数、精神障害、未婚の出産率などの数値がいずれも高くなる**ことを突き止めています。

じつは、人が密集している場所は、あまり住むのに適した場所とは言えないのです。

というわけで、身近な人のモラハラ、暴言、共感力の欠如などといった「サイコパス的な性格や行動」を改めようとするのであれば、都市部を離れて田舎に暮らしてみるのはいかがでしょうか。

自然が多く、人口が過密でないところにいれば、心も穏やかになりますし、サイコパスの傾向もずいぶんと改善されるのではないかと思われます。

都会に住む人は、田舎に住む人に比べて、不親切で冷たい傾向があります。

困っている人を見かけても、「我関せず」という態度をとる人が都会に多いのは、みなさんも感じたことがあるのではないでしょうか。「不親切で冷たい」とはまさしくサイコパスの特徴なのですが、**都会に住んでいる人はサイコパスでなくとも、後天的にサイコパスに近い特性を身につけてしまう**のでしょう。

◆「親切心」の心理的感染が期待できる

その点、田舎の人は親切です。

米国ジョージア・サザン大学のシャウナ・ウィルソンは、二十一歳の女性アシスタントに田舎と都市部を歩かせ、それぞれで封筒をうっかり落としてもらうという実験をしました。そして、すぐ後ろを歩いている人が、その封筒を拾ってくれるかどうかを、隠れたところから別のアシスタントが観察するのです。

その結果、**都市部では拾ってくれた人は六〇%で、田舎では八〇%**という結果になりました。やはり、田舎の人のほうが親切にしてくれたのです。

また、拾ってくれるまでの時間にも差がありました。都会の人が封筒を拾ってくれるまでには五・三秒かかりましたが、田舎の人は三・七秒でした。

都会の人ほど、人に親切にするときには「どうしよう？　拾ってあげたほうがいいのかな？」と躊躇していることがわかります。

田舎では、都会の人よりも親切な人が多いので、**田舎で暮らしていれば、心理的な感染が起き、サイコパスの人も親切になっていく**ことが期待できます。

田舎は、都会に比べると、遊ぶ場所も商店も、電車やバスなどの公共サービスも少なかったりするので、生活をするには、たしかに不便かもしれません。

それでも、心がやさしい人が相対的に多く、自然がいっぱいでストレスを感じにくいというメリットもあるので、田舎暮らしもそんなに悪くないのです。

「厳しくしつける」より「ご褒美で釣る」

若い人にはピンと来ないかもしれませんが、昭和生まれの人であれば、子どもの頃に両親から手を上げられた経験があるのではないかと思います。私などは、しょっちゅう母親にビンタをくらいました。ただ、「塾に行く」とウソをついて川遊びに出かけるなど、明らかに私が悪かったので、母を恨んだりはしませんでしたが。

床に落ちているものを口に入れたり、汚い地面に寝転がったりしていれば、親に叱《しか》られたり、お尻を叩かれたりします。すると子どもは「こういうことはしてはいけないのだな」と少しずつ学習していきます。

ところが、**サイコパスの子どもはいくら叩かれても、いくら脅されても、「してはいけないこと」をなかなか学習できない**ことが知られています。

米国ペンシルベニア大学のユ・ガオは、三歳児の親千七百九十五名を対象に、どれくらい子どもに厳しく躾《しつけ》をしているのか、またその厳しい躾が、どれほど子どもに効果的かを聞き取り調査しました。さらに、その子どもが二十三歳になったときに、もう一度連絡をとり、犯罪歴を調べました。

すると、**三歳のときに、お尻を叩かれたり、「どこかに捨ててしまうよ」と脅されたりしてもなかなか学習できなかった子どもほど、大人になってからの犯罪歴がある**ことがわかりました。

たいていの人は、ビンタをされたり説教をくらったりすると、悪いことをしなくなるものです。これを**「恐怖条件づけ」**と呼びます（「嫌悪条件づけ」とも言います）。「恐怖条件づけ」は、とても効果的な方法なのですが、サイコパスの子どもにとってはどうも違うようです。

◆サイコパスに限っては、褒美作戦はアリ!?

では、サイコパスの子どもに対する効果的な条件づけの方法は何もないのかというと、そうでもありません。

サイコパスは報酬がもらえることに敏感に反応します。そのため、恐怖条件づけではなく、「ご褒美《ほうび》で釣る」やり方を試すとよいのです。

「勉強を三十分したら、おやつをあげる」

「試験で百点を五回とったら、おもちゃを買ってあげる」

「授業中に行儀よくできるのなら、ゲームで遊んでよい」

このように利益をチラつかせれば、サイコパスの子どもも喜んで言うことを聞いてくれるのではないかと思われます。

英語には、「ムチを惜しめば子どもはダメになる」という言い回しがあります。子どもが悪いことをしたら、そのたびにムチを使わないと、ロクでもない大人になってしまうという意味です。

しかし、サイコパスの子どもには、そもそもムチがあまり効きません。むしろ、**ご褒美をチラつかせるほうが躾もうまくいく**でしょう。

「心が穏やかになる音楽」を聴かせる

じつは、私たちの心理や性格というものは、普段どんな音楽を聴くのかで変わってくるものです。

「みんな殺してやる」

「全部ぶっ壊してやる」

こういう歌詞の音楽ばかりを聴いていれば、どんどん反社会的な性格になっていきます。音楽というものは、本人も気づかないところで性格形成に影響を与えているのです。

カナダにあるモントリオール大学のデイブ・ミランダは、フランス系カナダ人三百四十八名（男性百六十三名、女性百八十五名）に音楽の好みと、ケンカや非行歴、麻薬使用の経験について尋ねました。

すると、**「フレンチ・ラップ」という反社会的なテーマを多く扱うジャンルの音楽を好む人ほど、非行歴や麻薬使用の経験があることがわかったのです。**

身近にサイコパスの人がいるのなら、あまり物騒なテーマの音楽を聴かせないようにしましょう。

◆「何を聴くか」で行動にも顕著な変化が

聴かせたほうがいいのは、**「人を愛することの大切さ」「他人との絆」を訴えるような向社会的な音楽**です。

そういう音楽を聴かせるようにすれば、他人に親切になることも実験的に確認されています。

英国サセックス大学のトビアス・グレイトマイヤーは、音楽の好みの研究という名目で、マイケル・ジャクソンの『ヒール・ザ・ワールド』などの向社会的な歌詞の曲を四つ聴いてもらうグループと、ニュートラルな歌詞の曲を聴いてもらうグループを作って実験をしました。

歌を聴き終えた被験者が外に出たところで、女性のアシスタントがうっかり二十本の鉛筆を落としてしまうのですが（もちろんわざと落とすのですが）、そのときにどれくらい拾うのを手伝ってくれるのかを測定したのです。

すると、**向社会的な歌詞の曲を聴かされたグループでは、平均して五・五三本の鉛筆を拾ってくれました。**一方、ニュートラルな歌詞の曲を聴かせたグループでは平均一・二五本しか拾ってくれませんでした。したがって、向社会的な歌詞を聴いた後では、人は親切になりやすいと言えるでしょう。

たとえば、家族が暴力的で壁にモノをぶつけたりすることが多かったら、ひょっとすると日常的に聴いている音楽が悪い可能性もあります。

音楽の好みは、個人的なものです。どんなジャンルの音楽を聴くかは、基本的にその人の好みを尊重してあげてもよさそうですが、身近な人の行為障害などで困っているようなら、違う音楽を聴くように勧めてみてください。

思い切って「関係を断つ」

子どもにとっては、親がいないほうがよいときもあります。

それは、親がサイコパスであるとき。

親がサイコパスだと、子どもはどうしても悪影響を受けてしまいます。そんな親と一緒にいるくらいなら、関係を切り離してしまったほうが子どものためになることも多いのです。

米国ウィスコンシン大学のサラ・ジャフィーは、五歳児の親千百十六名を対象に、反社会的行動の有無を調べました。

子どもに対して暴言を吐いたり暴力を与えたりするかどうか、ウソをつくかどうか、などの指標でどれくらい反社会的な親なのかを判断する一方、子どもと一緒に過ごす時間についても尋ねました。

すると、**父親の反社会的行動の数が上位一五%に入っているときには、子どもと過ごす時間が長くなるほど、その子どもは行為障害（攻撃的で、反抗的な行動）があると診断**されることが多くなったのです。

逆に、父親が反社会的な行動をあまりとらない下位一五%では、長い時間一緒にいたほうが、子どもが行為障害と診断されることが少なくなることもわかりました。

親が子どもと一緒にいる時間が長いほど、子どもは健やかに成長すると考えられています。しかし、これは親がサイコパスであるときには、当てはまらないことがわかるでしょう。

◆◇反社会的な親なら「放ったらかし」にされるほうがマシ？

自分の子どもの面倒を見ずに、放ったらかしにすることを「ネグレクト」（育児放棄）と呼びます。

ネグレクトは親としてあるまじき行為ですが、親がサイコパスで反社会的な人物であり、子どもに見境なく暴力を振るったりするくらいなら、むしろ、放ったらかしにしたほうが子どものためになるのです。

仕事においても同様で、上司がサイコパスのときは、傍若無人《ぼうじゃくぶじん》な態度をとられたり、暴言を吐かれながら指導を受けたりするよりは、放ったらかしにされたほうが部下としてはありがたいのではないでしょうか。

サイコパスの上司にネチネチとパワハラされるよりは、いっそのこと完全に無視してもらったほうが、部下ものびのびと仕事に取り組むことができそうです。

少しずつ「距離」を置いて離れていく

「朱に交われば赤くなる」と言います。この言葉通り、友人がサイコパスだと、周囲の人もサイコパスになってしまうリスクが高くなります。

スウェーデンにあるエレブルー大学のマーガレット・カーは、平均年齢が十四歳の男女八百四十七名を対象に学校での交友関係を調査し、さらにサイコパステストを受けてもらいました。

その結果、**よく一緒に行動している友人がサイコパスの人は、そのうち非行に走りやすくなる**傾向が確認されました。

サイコパスは、個人の精神障害のようなイメージがありますが、インフルエンザなどの感染症と同じく、他の人から感染させられることもあるわけです。

つまり、**友だちは慎重に選ぶことが非常に重要**だと言えます。

もし、あなたの子どもの友人がサイコパスかもしれない場合、あなたはどうしますか。あまり子どもの友人の悪口は言いたくないと思うかもしれません。

けれども、**わが子がサイコパスの友人と付き合っているのであれば、親としては止めたほうがよい**のです。

子どもは親から多大な影響を受けるものですが、友人からもかなり影響を受けます。特に思春期の頃はそうです。未成年だというのに友人がお酒やタバコをやっていたら、そのうち自分の子どももお酒やタバコをやり始めます。友人が万引きをしていたら、やはり自分の子どもも万引きをするようになるでしょう。

友人たちが非行に走っているのに、自分の子どもだけが品行方正でいられる、とは通常考えられません。たいていは、朱に交われば赤くなるものです。

◆「都合のいい獲物」にならない立ち回り方

自分の子どもには、「できるだけ思いやりがあって親切な人とお友だちになるといいよ」と教えましょう。

サイコパスは共感性が欠如しているので、思いやりのある行動をとることができません。

ここまで読んでくださった方なら、他の子どもに自分のおもちゃを貸してあげる子どもや、自分のチョコレートをいくつかに割って、みんなに配っている子どもを見たら、「この人はサイコパスではない」と明確にわかるはずです。子どもには、そういう子とお友だちになるといいと伝えましょう。

自己中心的で自分の都合で周囲を振り回す子どもは、高確率でサイコパスでしょう。できれば、そういう子どもとは最初から距離をとらせたいものです。

子どもがサイコパスと友人になってしまったら、少しずつ距離をとらせましょう。

遊ぼうと誘われても何回かに一回は断るようにさせるのです。「塾に通わなければならなくなった」などと、事前に口実を作っておくのもおススメです。相手がサイコパスであれば、勝手にもっと都合のよい獲物を探そうとするので、そのうち自然と縁を切ることができます。

Column
コラム

本能的に「ヤバい！」と感じたらすぐ退避

暗い夜道でこちらに向かって歩いてくる人、あるいはたまたまエレベーターに乗り合わせた人を見た瞬間、本能的に危険を感じることがあるかもしれません。

「何となくイヤだなと思う」
「何となく背筋に寒気を感じる」
「目が合った瞬間に鳥肌が立った」

そう感じたときは、自分の本能や直感を信じてすぐに逃げてください。その直感のおかげで、いきなり襲われたり、いきなり刺されたりする危険を回避できるからです。

「危険な状況」を一瞬で見抜けなければ、命がいくらあっても足りません。そのため、**私たちは「危険な人物」を直感的に見抜けるように進化**してきました。危険そうな人を見ると、ピンと来るのはそのためです。

「なんとなく」という直感を信じてください。根拠などなくとも、自分の直感が警戒信号を出したのなら、それに従って行動しましょう。とにかくできるだけ早くその場を立ち去るのです。

米国の暴力犯罪分析家の第一人者であるギャヴィン・ディー・ベッカーの著者『暴力を知らせる直感の力―悲劇を回避する15の知恵』（パンローリング）にも、まさに同じアドバイスが載せられています。

私たちの直感は、非常に優れた警戒センサーを持っているので、危険な人を立ちどころに見抜いてくれるのです。

「本当かな？」と疑う読者もいると思いますが、私たちの直感は相当に優秀なことを示すデータもあります。

米国ジョージア州アトランタにあるエモリー大学のキャサリン・フォウ

ラーは、刑務所に収監されている九十六名の囚人のインタビュービデオを、四十名の大学生に見てもらいました。ただし、見せる時間はわずか五秒。

しかも、囚人が犯罪事件について語っている部分はカットして、ごく普通のことを話している場面だけを使いました。事件について語っていたら、危険な犯罪者だとすぐにわかってしまいますから。

そのビデオから、反社会的な人かどうか、性格が凶悪かどうかなどを大学生に判断してもらうと、偶然以上に正確に見抜けることがわかりました。

わずか五秒のビデオを見ただけなので、学生は直感的に答えるしかなかったでしょう。しかし、それだけでも、「危険な人物」かどうかは、しっかりとわかったのです。

私たちの直感は、決していいかげんなものではなく、驚くほど正確なのです。

第5章

なぜサイコパスは淘汰されなかったか

――その性格傾向は人類に利益をもたらす？

凶悪な犯罪者、冷酷な利己主義者……。
サイコパスと聞くと、悪いイメージが先行する。

しかし、性格には二面性があるもの。
サイコパスにも、プラスの面があることをご存じだろうか。

彼らの恐怖心や共感性の欠如、大胆さや狡猾《こうかつ》さは、
どのような場面でいい方向へ働くのだろうか。

サイコパスから見習うべきところも、あるかもしれない。

「大胆不敵なリーダーシップ」にも通じる

サイコパスが持つ特性は、決してネガティブな面ばかりではありません。人類にとってサイコパスの存在が不利益しかないのであれば、そういう特性は、進化の途中ではるか昔に淘汰《とうた》されていたはずです。淘汰されずにいまだに残されているということは、**サイコパスであることにも何らかのよい面があるはず**でしょう。

本章では、サイコパスであることのメリットについてお話ししていきます。

サイコパスは、思いやりに欠けて自己中心的で、自分の衝動を抑制できず、恐怖を感じにくい、といった特性があるわけですが、**ある種の職業においてはそういう特性を持っているほうが望ましい**ことがあります。

たとえば、**政治家**。

他人の顔色をうかがってばかりいたら、自分のやりたい政策を実行できません。断固とした態度で政策を実行するにあたっては、他人の気持ちなどをいちいち配慮しないほうがよいこともあるのです。

いくら反対派に意見されても自分の信念や主張を押し通す政治家は、考え方によっては強烈なリーダーシップがあることになります。

したがって、サイコパスのほうが、そうでない人よりも優れた政治家になれる可能性を秘めているのです。

◆サイコパスの特性は大統領向き!?

米国エモリー大学のスコット・リリエンフェルドは、四十二名の米国大統領（第四十三代ジョージ・ブッシュ大統領まで。第四十四代バラク・オバマ大統領はデータが少ないので分析に含めなかった）について、歴史の専門家や、各大統領に関する伝記を書いているジャーナリストや作家に、彼らがサイコパスかどうかを評価してもらいました。

その結果、サイコパスの特性のうち、**恐怖を感じにくく、支配性が高い（人の上に立ちたいという気持ちが強い）、大胆さがある、という特性を持つ大統領は民衆から高い評価を受ける**ことがわかりました。他にも、リーダーシップがある、大衆を鼓舞する説得力がある、危機管理能力がある、議会との折衝《せっしょう》がうまい、新しい計画を実行できる、といった面で高評価を得ていたことも、サイコパスの特性と関連があります。

では、サイコパスの特性がネガティブに働くことはないのでしょうか。

もちろん、ありました。**衝動的であることと、反社会的であること**です。こういう特性が目立つと、政治家としての評価は低くなりました。

ちなみに、サイコパスと疑われる大統領で、評価が一番高かったのは第二十六代セオドア・ルーズベルト、二位は第三十五代ジョン・F・ケネディ、三位は第三十二代フランクリン・ルーズベルトでした。最下位はというと、第二十七代ウィリアム・H・タフトで、下から二番目は第六代ジョン・Q・アダムズ、三番目は第三十代カルビン・クーリッジという結果になったそうです。

いつでも必ずというわけではありませんが、政治家の場合は、サイコパスであることでその特性を活かせることもあるのです。

ビジネスシーンでは「カリスマで魅力的」に見える

サイコパスが成功しやすいのは政治の世界だけではありません。

ビジネスの世界においても、その特性をポジティブに発揮できることが、数多くの研究で明らかにされています。

米国ノース・テキサス大学のポール・バビアクは、従業員数が百五十人から四万人規模の七つの会社のマネジャー、CEO、副社長、重役たち計二百三名に、サイコパステストを受けてもらいました。また、それぞれの三百六十度評価（上司からだけでなく、部下や同僚からも評価してもらう形式の人事評価）の記録も教えてもらいました。

すると、**サイコパス度の高い人ほど、カリスマ的で、魅力的で、コミュニケーション能力が高い、という評価を受けている**ことがわかりました。

サイコパスは、いつでも堂々としていて、自信たっぷりに振る舞うので、カリスマ性があるように見えますし、魅力的にも見えます。

また、サイコパスには「ウソつき」という特性もあり、平然とウソをつくことができます。そのため、コミュニケーション能力が高いと周囲の人に思われるのでしょう。

◆組織の序列が上の人ほどサイコパス度が高い？

ただし、バビアクの調査では、サイコパスが悪く評価されている点もありました。

それは、一匹狼としてならよいけれども、チームの一員として周囲とうまく歩調を合わせることができない、というところです。

つまり、サイコパスはリーダーには向いているものの、**チーム一丸となり、同じ目標に向かって邁進《まいしん》する仕事には向いていない**ようです。要するに、チームプレイが苦手なのです。

また、サイコパスには「無責任」というネガティブな評価もありました。サイコパスは、自分の好きなことには全力を出しますが、気に入らない仕事は手を抜きます。

そういう点が、いいかげんだと思われることもあるのでしょう。

もうひとつ、別の研究もご紹介します。

英国の国立大学であるアングリア・ラスキン大学のクリーブ・ボディは、サイコパスは難しい仕事にも果敢に挑戦することができるので出世しやすいのではないか、という仮説を立てました。

この仮説を検証するため、三百四十六名のホワイトカラーについて調査をした結果、やはり**組織の序列でいうと、上の階層になればなるほど、サイコパス度が高くなる**ことがわかりました。下のマネジャーよりはミドル、ミドルよりはさらに上のシニア・マネジャーのほうが、よりサイコパスの度合いが高くなっていたのです。

つまり、どんどん出世していけるという点では、サイコパスは羨《うらや》ましい特性を持っている人だと言えるでしょう。

「誇大妄想狂で自信家」ゆえのチャレンジ意欲

何度か述べているように、サイコパスは、恐怖を感じる脳の領域である扁桃体が普通の人よりも小さいので、あまり恐怖を感じません。

どんな業種でもそうですが、臆することなく、ときには向こう見ずなくらい突き進んでいかなければ、大きな成功は得られないものです。失敗を恐れて、何もチャレンジしなければ、成功できるはずがありません。

サイコパスは「恐怖を感じにくい」という特性があるため、失敗を恐れずチャレンジし、仕事もうまくいくのでしょう。

米国エモリー大学のスコット・リリエンフェルドは、インターネットで募集した三千三百八十八名にサイコパステストを受けてもらうとともに、職場でのポジションを教えてもらいました。

すると**サイコパス度の高い人ほど、職場でのポジションが高かった**そうです。

「失敗の恐怖を感じにくく、リスクを恐れない」というサイコパスの特性も、やはり出世に役立つと言えます。

◆根拠もないのに「自分ならうまくできるはず！」

サイコパスには**「誇大妄想」**という特性もあります。

彼らは、何の根拠もないのに、「自分ならうまくできるはず！」という強烈な思い込みを持っているのです。

「宝くじは買わないと当たらない」とは、よく言われます。

普通の人は、リスクばかりが頭に浮かんでしまい、「失敗するのはイヤだから、何もしないで大人しくしていよう」と考えることのほうが多いでしょう。しかし、サイコパスはリスクが大きい場面でも遠慮はしません。

自分なら絶対にうまくいくと信じ、果敢に挑戦することができるので、ビジネスでの成功や出世につながりやすいのです。

どんなに若かろうが、経験が浅かろうが、サイコパスは自信を持って取り組みます。「念ずれば通ず」という言葉もありますが、自分ならうまくやれると信じてがむしゃらに取り組んでいると、本当にうまくいってしまうことも少なくありません。

緊張せず「交渉ごと」に強気で臨める

難しい交渉になると予想される場合、交渉の担当者にサイコパスを割り当てると、うまくいく見込みが高くなります。

交渉相手が、自社よりも大きな企業であったりすると、普通の人であれば緊張してうまく交渉できませんが、サイコパスなら大丈夫。大企業を相手にしても、緊張することがありません。もともと無感情ですので、相手の目を平然と見つめて堂々と交渉してくれるはずです。

カナダにあるブリティッシュ・コロンビア大学のリサ・クロスレイは、百六名の大学生にサイコパステストを受けてもらい、その後、コンサートのチケットの売り手と買い手に分かれて、二十分間の擬似的な交渉をしてもらいました。

その際、対面での交渉と、コンピューターのチャット機能を使った交渉の両方を行なってもらいました。

その結果、**サイコパス度の高い人ほど、対面での交渉では自分のほうが有利になるように交渉をまとめる**ことがわかりました。サイコパスは、売り手としても買い手としても、厚かましいくらいに強気にガンガン攻めていくので、利益を勝ち取ることができるのです。

一方、サイコパスでない人は、コンピューターを介したときのほうが交渉結果はよくなりました。対面でないほうが、緊張せずにうまく話をまとめられるのです。

◆外交官には「ノー!」を突きつけられるサイコパスを

また、米国ウィスコンシン大学のマイケル・コーニグスは、**サイコパス度の高い人ほど交渉の行方が気に入らないときには、きっぱり「拒絶」をする**ことも明らかにしています。

普通の人は、「はっきりと拒絶すると相手の気分を害してしまうかも……」と慮《おもんぱか》り、交渉に手心を加えることもありますが、サイコパスは気に入らないときには堂々と「ノー!」を突きつけます。サイコパスが交渉に向いている理由は、そういうところにもあるのです。

日本人は、外交がヘタだとよく言われます。

その理由は、性格的にやさしすぎて、相手との衝突を避けるためです。「和を以《もっ》て貴《とうと》しとなす」という国民性があるので、どうしても弱気になってしまうのでしょう。これでは、「ノー!」と言えるわけがありません。

その意味でいうと、**重大な国益を背負って交渉に臨まねばならない外交官には、サイコパスを配置するとよい**のかもしれません。サイコパスなら、どんな交渉においても臆せずに堂々と強気な要求をぶつけられるでしょうし、その結果として、日本の国益に貢献してくれる可能性も大いにあります。

外交官を採用するときにはサイコパステストを受けてもらい、高得点の人を採用するのは、なかなかいいアイデアだと思うのですが、いかがでしょうか。

救急医療のスタッフに適している

救急医療センターで働く医療関係者は、交通事故や深刻な疾患による心肺停止などの重篤な状態で担《かつ》ぎ込まれてくる患者さんに即座に対処しなければなりません。

「あわわ……ええと、どうすれば？」

「えっと、こういうケースは、どうするんだっけ？」

「ああ、血が止まらない……やばい、どうしよう？」

などと、いちいち動揺してしまったら、救急医療の仕事は務まりません。

けれども、サイコパスならどうでしょうか。いつでも冷静沈着ですし、落ち着いて淡々と最高の処置ができるでしょう。まさに**救急医療は、サイコパスにとっての天職なのではないか**と思われます。

米国ネバダ大学のステファン・ベニングは、救急医療センターで働く千二十六名のスタッフについて調査しました。

その結果、**サイコパス度の高い人ほど、スタッフとして雇用されやすく、収入も高いことがわかりました。**

◆迅速かつ冷静に重篤な患者に対応できる

病院で働く医師や看護師は、患者さんに対する思いやりや共感能力にあふれた人が多いでしょう（実際、そうであってほしいと思います）。

しかし、救急医療センターのスタッフに限っては、サイコパスであるほうが好ましいと考えられます。

事故や災害に巻き込まれた重傷の患者さんに対して、いちいち共感していたら仕事になりません。感情を動かすことなく、迅速に、冷静に、理性的に、まるでロボットのように対処しないと手遅れになってしまいます。

サイコパスは、まさしくそういう性格の持ち主ですから、救急医療にはぴったりの人材だと言えるのです。

「どうも自分はサイコパスの気質が強そうだ」という人は、救急医療という「医の原点」を目指すのも悪くありません。

軍人、探検家にも向いている

血を見てもあまり動揺しないという**サイコパスの特性は、軍人にも向いていると言えます。**戦闘では、血を見ることも少なくありませんからね。

砲弾を受けて負傷した兵士を見るたびにパニックを起こすような人が立派な軍人になれるかというと、まずムリだろうと思われます。

数多くの傷病者がでたとき、傷病の緊急度や重症度に応じて、だれから処置を行なうのかを判断して優先順位をつけることを**「トリアージ」**と呼びます。

戦場では、救えそうもない人を、別の傷病者を助けるために見殺しにせざるをえないこともあるでしょう。

負傷した兵士の全員を救うことができればそれに越したことはありませんが、現実はそれほど甘くありません。非常時や緊急時には、冷徹な判断も必要になります。普通の人には、そういう判断がかなり難しいのではないでしょうか。兵士を見殺しにすることに罪の意識を持ち、いつまでもその罪悪感に苛まれつづけるでしょう。

その点、サイコパスは気にしません。きわめて冷静に、合理的な判断ができます。「仲間を見殺しにするのはかわいそうだが、救える命を救っているのだからいいだろう」と考えて、いちいち落ち込んだりはしないのです。

◈「恐怖心の欠如」が持つ両面性

米国ミネソタ大学のグロリア・レオンは、軍人にはサイコパスが向いていると指摘しています。

普通の人なら、市民に発砲することに良心の呵責を感じてしまうでしょう。しかし、サイコパスは「軍事行動の一環なのだから、しかたがない」と割り切って考えることができます。軍人には、そういう割り切りも必要なのです。

また、どう考えても勝ち目のない戦闘でも、サイコパスなら突撃ができます。サイコパスはもともと恐怖を感じにくいので、大胆な突撃も怖くありません。

グロリア・レオンはまた、**サイコパスは北極圏などを目指す探検家にも向いている**と述べています。

「どうして探検家？」と思う人がいるかもしれませんが、探検家も軍人と同じで、リスクばかりを考えていたら一歩も進めません。たとえ前人未到の地であろうが、リスクを恐れずに前進していくようなタイプでなければ、探検家として大成できないからです。

恐怖を感じにくい特性は、デメリットばかりではなく、メリットになることもあるのです。どんな性格にも、よいところもあれば悪いところもあります。

たとえば、「ケチ」というのはネガティブな特性ではあるものの、「たくさん貯金できる」という点で考えるとポジティブな特性です。

サイコパスにも同じことが言えます。いい特性が何一つないというわけではなく、職業によっては、むしろ好ましい特性もあるのです。

「メンタルの異様な強さ」がアスリート向き

サイコパスは、**アスリートとしても成功する可能性が高い**と考えられます。

なぜなら、負けず嫌いだから。

次の項目で詳しく述べますが、サイコパスは、男性ホルモン（テストステロン）が普通の人よりもたくさん分泌されているので、攻撃的で、競争心にあふれています。

どんなスポーツもそうだと思うのですが、「絶対に負けないからな！」というマインドが強くなければ、トップ選手に上りつめることはできないでしょう。


また、ときにサイコパスの**ルール無用の反社会的性格**もアスリート向きです。

サッカーには「マリーシア」という用語があります。

ポルトガル語で、「狡猾さ」や「ずるさ」を意味する言葉です。審判が見ていないところで、相手選手のユニフォームを引っ張ったり、相手選手と接触した際に大げさに転倒して押し倒されたと審判にアピールし、ペナルティキック（ＰＫ）を奪ったりする作戦のことを指して使われます。

スポーツマンシップという言葉があるように、「正々堂々と戦うのがスポーツマン」というイメージを持っている読者もいると思うのですが、プロの世界はそんなに甘くありません。必要なら反則スレスレ、いえ、明らかな反則行為でも平然と実行することがあるのです。

その点、サイコパスはもともと「ルールなんて知ったことか」と思っていますし、**勝つためなら手段を選ばない非情さ**も持ち合わせているため、そういうところもアスリート向きだと言えます。

◆◇実力が上の相手にも「位負け」しない

さらにサイコパスは、**たとえ自分より実力が上の相手に対しても、「位負け」することがありません。**たいていの人は、格上の相手と勝負するときには、「どうせ勝てっこない」と最初から白旗をあげてしまうものです。これでは勝負になりません。

ところが、サイコパスは違います。

英国の公立研究大学であるリンカーン大学のリー・クラストが、六十九名の男性アスリートと三十六名の女性アスリートを調べた結果、**リスクを恐れないサイコパスはメンタルが非常に強く、心理的に萎縮《いしゅく》することもない**ことがわかっています。

たいていのスポーツは、特にトップレベルになればなるほど、実力にほとんど差がありません。では、どこで差がつくのかというと、それはメンタルの強さ。メンタルが強いほうが、結局は勝負に勝つのです。

サイコパスはメンタルが異様に強いので、スポーツ選手としては大変に適性があると考えられるわけです。

テストステロン濃度が高く、恋や仕事に積極的

私たちにやる気や意欲を与え、エネルギッシュにし、チャレンジ精神を旺盛にしてくれるホルモンに、**テストステロン**があります。テストステロンは男性ホルモンの代表的なもので、この濃度が高い人ほど男性的で、いつでも力が漲《みなぎ》っています。

サイコパスは、恋愛でも仕事でも非常に積極的で、ガンガン突き進んでいこうとする傾向がありますが、それはテストステロン濃度と関係があるのでしょうか。

米国ウェイン州立大学のキース・ウェルカーは、二百三十七名の大学生にサイコパステストを受けてもらうと同時に、唾液《だえき》も採取しました。

サンプルの唾液に含まれているテストステロンの濃度を調べると、**サイコパステストで得点が高くなるほど、テストステロンの濃度も高くなる**ことがわかりました。た

だし、この相関が見られるのは男性だけでした。
つまり、サイコパスの男性はテストステロンが過剰に分泌されているのです。

◈「積極的に動く」から成功確率も高い

テストステロンの分泌量が多い人ほど、筋肉がついて体格もがっちりしてきます。ヒゲや胸毛などの体毛も濃くなります。そのためでしょうか、テストステロンがたくさん出ている男性のほうが女性にモテます。

サイコパスは魅力的で、異性によくモテる人が多いのですが、それはテストステロンの働きが関係しているのでしょう。

テストステロンがたくさん出ている人ほど、失敗を恐れずに、前へ前へと進もうとします。恋愛においては、自分から積極的に動かないとうまくいく見込みはゼロですが、サイコパスの男性は、相手が高嶺《たかね》の花であっても臆せずにアタックしていきます。

そういうところでも、恋愛が成功しやすい特性と考えられるわけです。

ビジネスでも同じです。

どんな仕事も、自分から果敢に挑戦していこうという気持ちがなければ、うまくいきません。何もしていないのに仕事がうまくいく、ということはほとんどあり得ません。主体的かつ積極的に行動してこそ、仕事は成功するのです。

サイコパスは、恋愛でもビジネスでも、成功する見込みがかなり高いのです。

『サイコパスに学ぶ成功法則　あなたの内なるサイコパスを目覚めさせる方法』（ケヴィン・ダットン&アンディ・マクナブ著、木下栄子訳、竹書房）という翻訳書にも書かれていますが、サイコパスであることは、決して悪いことではありません。

なお、テストステロンは心がけ次第で、自分でも増やすことができます。きちんと睡眠をとり、日光浴をし、筋トレなどの運動をし、亜鉛やマグネシウムなどのミネラルを摂取するようにすると、だれでもテストステロンを増やせます。

やる気が出ないときは、ぜひそんなことも試してみてください。

サイコパスの男性は異常にモテる

サイコパスが、どうして人類の歴史の中で淘汰されなかったかというと、**サイコパスほど異性にモテる**から。

もしサイコパスがモテなければ、恋人を作ることもできませんし、ましてや結婚など望むべくもありません。その結果、遺伝子は次の世代に引き継がれず、自然に淘汰されていくはずです。

ところが、現実はそうではありません。

サイコパスほど異性にモテるので、相手に不自由することはほとんどありません。そのため、サイコパスの特性は淘汰されずに、現代にもしっかりと受け継がれているのです。

じつは、テストステロンの濃度以外にも、サイコパスがモテる理由は研究によって明らかにされています。

英国ダラム大学のグレゴリー・カーターは、サイコパス男性がモテる理由について研究しました。

サイコパスは、不誠実かつナルシストで、思いやりに欠ける最低な男ではあるものの、なぜか女性の目には魅力的に映ります。**その理由は、サイコパスの男性は、いつも堂々としていて自信満々に見えるから。**

女性は、頼もしい男性に惹《ひ》かれることが多くあります。女性は本能的に、「この人なら、私のことも、生まれてくる子どものことも守ってくれるに違いない」という男性に惹かれるのです。オドオドしていて、頼りない男性に恋心を抱くということは、あまりありません。

人間の歴史において、女性は長らく男性の庇護《ひご》のもとで暮らしていました。

そのためでしょうか、女性は今でも頼りがいのある男性を無意識のうちに結婚相手に選びやすいのです。

◆「金持ちになれる可能性」が評価される?

サイコパスは、ビジネスの世界でも出世しやすく、地位も高くなる傾向があることはすでに述べましたが、**サイコパスの男性は将来的にお金持ちになれる可能性も高い**のです。これも、女性が好ましく評価するポイントになります。

サイコパスは浮気性で、数多くの女性とお付き合いする傾向があり、この点は女性にとっては減点となるところでしょう。しかし、困ったことにサイコパスはウソをつくのも巧みなのです。相当に警戒していないと、簡単に騙されてしまうことがあります。つまり、浮気されても気づかないケースが多いのです。

これらの理由により、サイコパスは恋愛でも無類の強さを発揮できるのです。

非常時でも「平常心」でいられる

「これから電気ショックを与える」と言われたら、だれしも普通は不安感や恐怖を覚えるはずです。痛い目を見るとわかっているのに、平常心でいられる人は少ないでしょう。

ところが、サイコパスは違います。

電気ショックがくるとわかっていても、平常心のままなのです。

米国ウィスコンシン大学のマリア・アントンは、十八歳から四十五歳の女性の四人にサイコパスの度合いや反社会性パーソナリティ障害を診断するテストを実施しました。その後、コンピューターの画面に赤い文字が出たらその直後に電気ショックがきて、緑の文字が出たら電気ショックがこない、という実験を受けてもらい、アントンは、そのときのまばたきの回数を測定しました。

赤い文字が画面に出たら、「うわぁ、痛いのがくるぞ」と思うため、サイコパスでない人はまばたきの回数が増えました。

けれども、**サイコパスの場合は、赤い文字が出てきても、緑の文字が出てきたときと同じように、まばたきの回数が増えることはありません**でした。サイコパスは痛みを感じにくいので、電気ショックがくるとわかっていても動揺しないのです。

◆◇「不測の事態」にも気が動転しにくい!?

同じような実験を、米国の南カリフォルニア大学のパン・ワンも行なっています。コンピューターの画面に「十二」という数字が出て、そこから数字が一つずつ減っていき、カウントダウンが始まります。そして「〇」になったとき、大きな爆発音を聞かされるという実験です。その大きさは百五デシベル。電車が通過するときのガード下の音とほぼ同じです。

そして、カウントダウンが始まったときの皮膚電気反応を測定しました。緊張や不安を感じると人はわずかに汗をかきますが、それを測定するものが皮膚電気反応です。感情が高ぶっているかどうかを調べることができるので、ウソ発見器にも使われています。

測定してみると、**サイコパスは皮膚電気反応が出てくるどころか、むしろ減少していました**。これから爆発音がくるとわかっていても、心臓がドキドキしたり、動揺したりはしなかったのです。

サイコパスは、たとえ自然災害や交通事故などの不測の事態が起きても、あまり気が動転したりはしません。落ち着きを失わず、ごく冷静に対処することができると思われます。

そういう意味では、サイコパスであることにも少しはよいところがありそうです。

動揺しにくいので「器が大きく」見える

近年、ほんのささいな出来事にも激しく反応する人が増えています。繊細すぎて、日常のほんの小さなことでも気にしすぎてしまうのです。そういう人は「繊細さん」と呼ばれており、「繊細さん」をテーマにした本もたくさん刊行されています。

繊細さんは、他人の顔色をうかがってビクビクしながら生活をしているので、疲労困憊《こんぱい》しやすいという特徴があります。

そういう繊細さんからすると、サイコパスの人が羨ましく感じるでしょう。

というのも、**サイコパスの人は繊細さんと真逆のタイプで、小さなことで感情が大きく動くことがない**からです。

米国の南カリフォルニア大学のジョシュア・アイセンは、九歳から十歳の双子、あるいは三つ子の千二百十九名に子ども向けのサイコパステストを受けてもらい、それからイヤホンを使って赤ちゃんが泣き喚《わめ》いている声など、さまざまな騒音を聞かせました。

そのときの**心拍数と皮膚電気反応を調べてみると、サイコパステストで高得点だった男の子は、騒音を聞かされても何の反応もない**ことが判明しました。心拍数が上昇することもなく、皮膚電気反応もほとんど起きませんでした。

繊細さんは、ほんの小さな物音にさえ過敏に反応してしまいますが、サイコパスにはそういう特徴はなく、いくらうるさくとも気にならないのです。

◆「感情を切り離す」のが得意

もうひとつ、別の研究もご紹介しましょう。

オランダにあるユトレヒト大学のミネ・デ・ウィードは、破壊的行動障害（DBD）と診断された十二歳から十五歳の男の子四十四人に、六つの映画の映像クリップを見てもらいました。

六つの映画の内訳は、悲しみを引き出す映画（サッカーのセレクション〈入国選考会〉に落ちる男の子の映画など）、怒りを引き出す映画（誤認逮捕された女の子の映画など）、幸せを引き出す映画（歌謡コンテストで優勝する男の子など）が、それぞれ二つです。

そして、そのときの心拍数や顔面筋電図を測定しました。顔面筋電図とは、たとえば悲しい映画を見ているときに、眉が下がって皺眉筋《しゅうびきん》が動くかどうかを測定するものです。皺眉筋が動けば、その人は悲しみを感じていることになります。

この研究の結果、**破壊的行動障害を持つ子どもは、どんな映画を見ても、心拍数も変化することがなく、顔面筋電図での反応も見られない**ことがわかりました。

繊細さんは、ささいなことにも過敏に反応してしまいますが、サイコパス、あるいは破壊的行動障害がある人は、よほどのことでない限り感情が反応しません。

そのため、見ようによっては、いつでもどっしりと構えている「器の大きい人」と考えることもできるのです。

Column
コラム

上司がサイコパスだったら、どうする——?

組織では、階級が下の人ほど上司の顔色をうかがいながら仕事をしなければならず、精神的に苦労するものです。もし、上司がサイコパスだったら、その苦労は計り知れません。

たしかに、サイコパス本人は、すでに述べたように競争意欲にあふれ、アグレッシブで挑戦を恐れないタイプであるため、出世の階段を駆け上がれるのかもしれません。

しかし、思いやりが完全に欠如しているので、**部下のことは「自分の出世のための、使い捨ての道具」くらいにしか思っていない**のです。

カナダにあるケベック大学のシンシア・マシューは、金融機関に勤める社員百十六名と、公共サービス組織の職員四百七十六名の二つのグループを対象に、直属の上司や職務満足感、自分の健康などについての調査を行ないました。

すると、どちらのグループにおいても**「私の上司は、失感情症で、道徳心が欠如していて、攻撃的、つまりサイコパスだと思う」と回答した人のほうが、職務満足感が低く、精神的に病みやすい**ことがわかりました。

サイコパスの上司は、本当に身勝手で、自分の都合しか頭にありません。部下はそれに振り回されるのですから、かなりキツイと思います。

サイコパスにとっては「自分の都合がすべて」ですから、朝令暮改は当たり前。そのたびに部下は上司の都合で動く羽目になります。

しかも、サイコパスは思いやりの心がありませんから、「いつもムリを言ってすまないね」などのねぎらいの言葉は皆無。皮肉や不満の言葉はぶつけられても、ホメ言葉は期待できませんので、これでストレスがたまらなかったら、そちらのほうが不思議です。

さらに、サイコパスの上司は反社会的ですので、法律を守ろうという意識を微塵《みじん》も持ち合わせていません。

二〇二三年にはビッグモーターの不正事件が、かなりのニュースになりました。読者の記憶にも新しいのではないかと思います。法律違反だろうが何だろうが、とにかく利益を上げればいいというのは、まさしくサイコパスの特性だと言えます。

このような価値観で動いている組織で働く部下は、相当に神経をすり減らしていたのではないかと思います。

「一将功《いっしょうこう》なりて万骨枯《ばんこっか》る」という言葉があります。

一人の将軍が成功する裏には、数多くの無名の兵士たちの犠牲があるものです。

サイコパス自身は出世することができ、収入も増えるので嬉しいでしょう。しかし、数多くの部下を犠牲にしているわけで、会社にとっては決して喜ばしいことではありません。

会社を選ぶときには、トップの人間、あるいは上に立つ人間がどれくらいサイコパスなのかを調べておきたいものです。

いくら世間では「カリスマ的経営者」と称賛されていても、サイコパスの経営者の下で働くのは並大抵の苦労ではありません。心身を病んで退職する可能性がきわめて高いでしょう。

第6章

子どもをサイコパスにしないために

――「生育環境」はここまで重要

サイコパスになる原因は、
脳の障害や遺伝など先天的な要素のみならず、
幼少期の虐待など後天的な要素も大きく関係すると言われている。

つまり、だれでも不適切な「環境」や「育て方」で
サイコパス的な気質が醸成される可能性が高い。

あなたの子どもや孫に
サイコパス的な性質や行動特性を植えつけないために
最終章では子どもへの正しいかかわり方を述べていく。

サイコパスは先天性？　後天性？

人がサイコパスになってしまうのは、前述した通り、扁桃体の大きさなどの先天的な要因もあるかもしれません。しかし、**生まれてからの生育環境も大いに関係しているる**と言われています。親の育て方が圧倒的に悪いため、その影響でサイコパス的な性向が形成されてしまうケースがあるのです。

「毒親」という言葉があります。子どもをダメにしてしまう親を指して使われますが、子どもが非行に走ったり、犯罪をおかしたりする責任の一端は、親にあると言ってよいでしょう。

ロンドン大学のマーク・ダッズは、四歳から八歳の子どもで「反抗挑発症」（親や先生に対して、否定的、反抗的、敵対的な行動を反復的に起こす障害、「反抗挑戦性障害」とも）、あるいは「行為障害」と診断された十二名と、同じ年ごろの、そのような特性を持っていない子ども十二名を集めて、お母さんと一緒にプレイルームに入ってもらい、三十分間、自宅にいるときのように自由に過ごしてもらいました。

その様子をビデオに録画して、後で分析してみると、反抗挑発症あるいは行為障害と診断された子どもの親は、そのような特性がない子どもの親とは接し方が異なっていることがわかりました。

いわゆる毒親は、まず子どものほうを見ません。子どもとアイコンタクトをとることすらしません。身体的な触れ合いも皆無でした。

普通の親は、子どもが遊んでいると、「よくできたね」とやさしい言葉をかけたり、抱きしめたりするものですが、毒親は基本的に子どもをネグレクトする傾向があるのです。

後年、子どもがサイコパスになってしまうのは、幼少期に親からネグレクトを受けていることが原因となっている可能性があります。

◆◇「育てたように子は育つ」もの？

子どもを放ったらかしにして、スマホやテレビばかり見ている親がいるとしましょう。そういう親の下で育った子どもは、やはり他人に対して冷淡な人間になってしまいます。**自分が親にされてきたのと同じように、自分も他の人の存在を無視するようになる**のです。

子どもの人生を台なしにしないためにも、親は積極的に子どもと接していくことが肝心です。積極的にやさしい言葉をかけ、たくさん抱きしめるような育て方をしていれば、子どもも他の人に関心を持つようになりますし、共感能力も育《はぐく》むことができます。

子どもに幸せな人生を歩んでもらいたいのなら、たくさんの愛情を持って接することを心がけましょう。

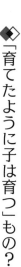

「難産」×「母親からの拒絶」の影響

出産というのは女性にとって大変に苦しいものですが、どうやら、難産であったかどうかは、後年の子どもの成長にも影響を与えるようです。

米国の南カリフォルニア大学のエイドリアン・レインは、産婦人科の出生時の記録をもとに四千二百六十九名分の男児を調査しました。

まず調べたのは、男児が生まれたときの分娩《ぶんべん》についてです。

たとえば、「鉗子《かんし》分娩」（鉗子という金属製のヘラを組み合わせたはさみのようなもので赤ちゃんの頭を両側からはさんで引き出す分娩のこと）、「骨盤位《こつばんい》分娩」（頭でなく足やお尻が最初に見えてしまう分娩）、出産に非常に長い時間がかかる、などの基準で難産だったかどうかを調べました。

その後、赤ちゃんが一歳になったときに、親がどれくらい赤ちゃんを拒絶しているのかも調べました。「望まない妊娠だったか」「自分の子どもなのに愛情を持てなかったか」などの質問をして、親の拒絶の度合いを調査したのです。さらに、その赤ちゃんが十七歳から十九歳になった時点での犯罪歴についても調べました。

その結果、難産かつ母親から拒絶されている子どもの四七・二％に犯罪歴があることがわかりました。

出産が比較的ラクで、母親から拒絶されていない子どもの犯罪歴は一九・七％でした。この調査からは、難産という要因と母親から拒絶されているという二つの要因が重なると、子どもが犯罪者になりやすくなると言えます。

◆◇「愛された記憶」はどんなに大切か

難産になるかどうかは、コントロールできないものです。しかし、愛してあげるかどうかは、親の意志でコントロールできるのではないでしょうか。

出産時の苦労と、赤ちゃんのときに母親に拒絶されることとの、どちらの要因がより重要なのかはわかりませんが、おそらくは生まれてから母親に拒絶されることのほうが、子どもの成長に大きな影響を与えるのではないかと思われます。

子どもにとっては出産時にも苦労をし、せっかく生まれても母親から拒絶されると、ダブルパンチを食らうようなものなのかもしれません。

私たちは、自分が生まれたときのことなど覚えていませんが、**小さな頃に母親にどれだけ愛されたか、拒絶されたかは漠然と覚えている**ものです。「私はお母さんに愛されていないんだな」ということは、小さな子どもでも何となく気づきます。

親に愛されてこなかった人は、他人を愛することをできないことが多いです。自分以外の人を愛する方法を、親に教えてもらえなかったからです。

そういう人が後年にサイコパスになったり、犯罪者になったりしやすいのも、ある意味では当たり前だと言えます。

親はどんな「背中」を見せればよいか？

子どもは親の行ないを、驚くほどよく見ています。

子どもは、まだ善悪の区別がうまくつかないので、善いことも悪いことも、親がやっていることをそのまま模倣します。

私の長男が、まだ一歳か二歳くらいの頃、たばこの箱から一本のたばこを抜き取って、それを自分の口に加え、ライターを口元に持ってこようとしたことがありました。喫煙者である私の真似をしたのです（ライターの使い方がわからず、火をつけることはできませんでしたが）。

その姿を見ていた私と妻は大笑いしましたが、考えてみると非常に恐ろしいことです。子どもは、親がやることを何でも真似してしまいます。教えていないことでも、覚えてほしくないことでも、子どもは覚えてしまうのです。

実際、米国コロラド大学のテレンス・ソーンベリーは、**親が反社会的な行動をとっていると、子どもも反社会的な行動をとるようになる可能性が高い**という論文を発表しています。

反社会的な行動は、世代を超えて受け継がれていくのです。

◆子どもは周囲の人間や環境に支配されやすい

「孟母《もうぼ》三遷《さんせん》」という言葉があります。

孟母というのは、孟子《もうし》のお母さんのことです。孟子は大変に立派な思想家ですが、そこには母親の献身がありました。

幼い頃に父親を亡くした孟子は、女手一つで育てられました。最初の住まいはお墓のそばでした。そのため、孟子は葬式の真似ごとばかりします。これは教育上よろしくないと思った母親は、市場のそばへ引っ越します。

すると、今度は商人の真似ばかりして遊んでいます。これもよくないと思った母親は、学校のそばに引っ越します。すると孟子は勉強を始めたので、母親は安心してそこに住みつづけた、という故事に基づいています。住居が三度変わったので「三遷」です。

子どもは、親や友だちなど周囲の人間や環境に大きな影響を受けて育ちます。子どもを立派な大人に育てたいのであれば、まずは親自身が立派な人間にならなければなりません。親がだらしなかったり、粗暴だったりすれば、子どももそのように育つ可能性が高くなってしまいます。

子育てをしていると、自分に似てほしくないところばかり子どもが似てしまい、ガッカリさせられることも少なくないでしょう。それでも、親が子どもの立派なモデルになれるよう、普段の生活の中でも「子どもに見られている」という意識を持つことは非常に大切です。

「ラベリング効果」をポジティブに活用する

私たちは、他の人たちからどんな「ラベル」を貼《は》られるかで性格も行動も変わっていくものです。

心理学では、これを**「ラベリング効果」**と呼んでいます。

「あの子は、将来、きっと大物になるぞ」と学校の先生や近所の人たちからラベルを貼られた子どもは、勉強熱心になりますし、人品《じんぴん》も優れた立派な大人へと成長していくでしょう。

逆に、「あいつはダメだ、ロクな人間にならない」というラベルを貼られた子どもは、非行に走りやすくなり、犯罪者予備軍に仲間入りしかねません。

カナダにあるカールトン大学のジュリー・ブレイズは、大学生と一般市民二百四十七名に、ある人物が犯罪を起こすシナリオを読んでもらい、陪審員になったつもりでその人物について評価してもらいました。

なお、シナリオは二つ作られました。内容はほぼすべて同じなのですが、片方にだけ、その人物が「サイコパス」と書かれていたのです。

その結果、**サイコパスと紹介されていると、有罪とされやすく、また将来も犯罪をおかすだろうと評価されやすくなる**ことがわかりました。ひとたび「サイコパス」というラベルが貼られるだけで、悪い評価を受けやすくなってしまうのです。

◆◇親の〝ポジティブな言葉〟で子どもは変わる

子どもには、決してネガティブなラベルを貼ってはいけません。

「お前は本当にバカだな」とくり返し子どもに言っていたら、子どもは本当におバカさんになってしまうかもしれません。「ラベリング効果」によって、言葉通りの人間になってしまいます。

子どもには、ポジティブなラベルを貼ることです。

成功者についての伝記を読むと、その多くが母親から「あなたは大物になる」と言い聞かされて育てられたことがわかります。子どもにラベルを貼るのであれば、「大物」「天才」「大金持ち」など、ポジティブなラベルを選びましょう。

会社でも同じです。新人社員には大きな期待をかけて、「お前は最高の逸材だ！」とくり返し言ってあげれば、その新人は大いに発奮してどんどん能力を開花させていくに違いありません。

新人を潰《つぶ》してしまう上司は、「のろま」「グズ」「無能」など、大変にひどいラベルを貼るものです。これでは新人が伸びるわけがありません。

人はラベルで変わります。**他人を形容するときには、言葉の選び方に注意するようにしましょう。**

いつでも「好ましい期待」をかける

親が子どもにポジティブな期待をかけていれば、子どもは素晴らしい大人に成長していくでしょうし、ネガティブな期待を抱いていると、子どもはどんどん悪い方向に行ってしまいます。

親が「この子は問題児だ、サイコパスだ」と考えていると、自然と子どもの思考や行動に影響を与えてしまうわけです。

米国アイオワ州立大学のステファニー・マッドンは、三百二十一世帯の思春期の子どもがいる家族に、自分の子どもが、いくつくらいからアルコールを飲むようになるかを予想してもらいました。

それから十八カ月後に追跡調査をしてみると、親が「うちの子は未成年のうちからお酒を飲むようになるだろう」と答えていた場合、たしかに子どもは未成年で飲酒をしていることがわかりました。

親がおかしな期待を持っていると、子どもはその期待通りになってしまうのです。

◆◇「サイコパス」だと思い込ませない

心理学ではこれを**「期待効果」**と呼んでいます。

「子どもは、将来、世界中を飛び回るビジネスマンになる」と思っていれば、子どもは本当に国際派のエリート・ビジネスマンになるかもしれません。子どもにそういうことをくり返し言い聞かせなくとも、親の期待を子どもはちゃんと見抜き、その通りの人間になっていくのです。

同様に、「私は学歴も大したことがないから、子どもも頭が悪いに決まっている」などと思っていたら、子どもは本当におバカさんになってしまう可能性が高いでしょう。

「トビがタカを生むということわざもあるのだから、子どもは私と違って、頭がよくて、学校の成績もトップクラスになるはず」と思い込んでください。そのように好ましい期待を抱いてあげたほうが、子どもにとってよい結果になります。

実際、フランスにあるクレルモン・フェラン大学のジーン・クロード・クロゼットは、低社会階層の学生ほど成績が悪い傾向があるが、それは本人の思い込みによるものだと指摘しています。

「親も頭が悪かったから、私も頭が悪い」と思い込んでいるので、実際に成績が悪くなるのだそうです。

子どもがどんな大人になるのかは、親の期待に大きな影響を受けます。「お前は問題児だ、サイコパスだ」などと伝えるのではなく、とびきりポジティブな期待をかけてあげるのが親としての責任なのです。

正しい生活習慣を身につけさせる

子どもの健やかな成長を支えるのは、**栄養、勉強、運動**の三つ。

192ページで紹介した米国の南カリフォルニア大学のエイドリアン・レインは、**この三つが子どもの成長やサイコパス的な行動に大きくかかわる**ことを明らかにしています。

レインは、三歳から五歳の子どもがいる親に、二年間の行動プログラムに参加してもらいました。

栄養バランスを考えた食習慣を身につける、勉強する習慣を身につける、運動する習慣を身につける、という三つの行動習慣を子どもに促すためのプログラムです。

レインは八十三名の親には行動プログラムに参加してもらい、比較のための三百五

栄養、勉強、運動に関する行動プログラムの効果

	17歳のときのサイコパス的な行動	17歳のときの行為障害	23歳になったときの犯罪記録
行動プログラム群	0.98	5.77	3.6
コントロール群	1.44	8.01	9.9

※左と真ん中の２列は、指標に当てはまる行動（症状）の数。
右列は犯罪をおかした人の割合（%）を示す
（出典：Raine, A., et al., 2003より）

十五名の親にはコントロール条件として、特に何もしてもらいませんでした。

その後、子どもが十七歳になったときにサイコパス的な行動や行為障害があるか、さらにその子どもが二十三歳になったときの犯罪記録も調べました。

◆「小さいうちからの躾」はあなどれない

すると、表のような結果が得られました。

結果からわかるように、**子どもが小さいときにしっかりとした食習慣、勉強の習慣、運動の習慣を身につけさせることが大切**なのです。それが親としての務めだと思います。

まさに、「鉄は熱いうちに打て」です。

思春期を迎える頃には子どもの体格も大きくなっており、親の言うことも聞かなくなります。この時期の子どもに何かを教えようとすると親はとても苦労するので、小さいうちから正しい生活習慣を身につけさせましょう。

子どもが大きくなってから、「子育てに失敗したかもしれない……」と嘆いたり、後悔したりすることのないようにしたいものですね。

アンガー・マネジメントの方法を教える

23ページでも述べたように、サイコパスはカッとなったときに、その情動を理性で抑制できないため、「暴力傾向」にあります。

しかし、そういう傾向も訓練で改めることができます。**サイコパスの子どもが暴れてしまうのは、どうすれば心のモヤモヤやイライラを吹き飛ばせるのかがわかっていないから**です。暴れること以外の方法を知らないだけなのです。

したがって、「こうすると、イライラしなくなるよ」というアンガー・マネジメントの方法を教えてあげると、すぐに手を上げたりはしなくなります。

米国アラバマ大学のジョン・ロックマンは、担任の先生に評価をお願いして、小学四年生の子ども二百四十一名（六三％が女の子）のうち、暴力的な傾向のある子どもに対して実験を行ないました。

半数の子どもにはアンガー・マネジメントの基本的な方法を教え、五十分から一時間のアンガー・マネジメントセッションを二十四回行ないました。残りの半数には比較のために、特に何もしませんでした。

そのときのアンガー・マネジメントの方法は、以下のようなものです。

ディストラクション（注意拡散）法

ムカムカしたら、なるべく他のことを考える。「夕飯は何を食べようかな？」とか「週末に何をしようかな？」のように。

深呼吸

ムカムカしたら、ゆっくりと深呼吸して、自分の呼吸に意識を向ける。

セルフトーク（自己会話）

自分自身に話しかける。「まあまあ、落ち着いて。少しだけ相手の話も聞いてあげようよ。怒るのはその後でもいいんだから」と自分に話しかける。

相手の視点で考える

相手になったつもりで、相手の立場から物事を見てみる。

◆◇怒りをしずめる方法を知らないだけ

ロックマンは、一年後にも同じ訓練を行ないました。

すると、**アンガー・マネジメントの訓練を受けた子どもは、何もしなかった子どもたちに比べて暴力的な傾向が改められ、すぐに手を出さないようになり、相手への思いやりの心も生まれた**そうです。

サイコパスの子どもが暴力的なのは、単純にイライラの解消法を知らないだけかもしれません。具体的なやり方を教えてあげれば、暴力傾向は改められるのです。

サイコパス気質は「栄養不足」が一因？

カルシウムが足りないと、イライラしやすくなると言われています。

子どもがすぐに暴れたり、周囲への気配りや共感力が足りなかったりするのは、ひょっとするとカルシウム不足が原因なのかもしれません。

私は栄養学者ではありませんので、子どもにどのような食事をとらせたらよいのか具体的なアドバイスはできません。しかし、お菓子やジャンクフードばかり食べさせていたら、子どもの情緒や行動にマイナスの影響が出てしまうことは、だれもが当然だと思うでしょう。

米国の南カリフォルニア大学のジャンホン・リュウは、**鉄や亜鉛などの栄養素が不足すると脳に悪影響を及ぼし、暴力的になりやすいなどの行為障害が起きる可能性が**

高くなると指摘しています。

ちなみに、リュウは、**注意欠陥多動性障害（ADHD）と診断された子ども五十人に、DHA（ドコサヘキサエン酸）とEFA（長鎖オメガ3脂肪酸）のサプリメントを与えると、非行に走りにくくなった**という研究も紹介しています。

基本的な栄養バランスが崩れていては、本人がいくら努力したところで、落ち着いた行動をとれるわけがありません。必要な栄養素が足りていないと、本人の意識的な努力ではどうにもならないこともあるのです。

◆食事を変えると性格が変わる

子どもに健やかに成長してもらいたいのなら、毎日の食事は非常に重要になります。肉が大好きだからといって、毎日子どもに肉ばかりを食べさせるのではなく、魚も、野菜も、豆類も、果物も、多種多様な食材を食べさせるようにするべきです。いろいろな食材を用意しておけば、栄養バランスなど考慮しなくとも、自然とバランスのとれた食事になります。

小学校の給食では、栄養士さんたちが栄養バランスを考えてくれるので安心ですが、朝食と夕食は自宅で食べることになりますから、親は食事に気を遣いたいものです。

料理を自分で考えるのが面倒であれば、「お手軽　栄養　健康レシピ」などの単語で検索し、自分の気に入った料理アプリをダウンロードしてみるのもいいでしょう。レシピ通りに作ればよいので、難しくありません。

食事を変えると、驚くほど子どもの性格も行動も変わってくるものです。栄養のバランスがとれていると、子どもの問題行動が減り、情緒面も安定して穏やかになることが期待できます。

「親の愛情の有無」と「サイコパス度」の関係

子どもに必要なのは、生命を維持し、脳に必要な栄養を補給するための食べ物だけではありません。たしかにそれらは必要不可欠ですが、同じように**親からの愛情**もこの上なく大切です。愛情が不足してしまうと、子どもの人格形成に問題が生じやすいことが研究によって明らかになっています。

米国ペンシルベニア大学のユ・ガオは、三歳の男の子二百三名と女の子百三十名を対象に、

「両親が私に温かい声で話しかけてくれる」

「私の問題や悩みに理解を示してくれる」

「親が私に愛情を見せてくれる」

などの質問をし、親がどれだけ子どもに愛情を注いでいるかを調べました。そして、二十五年後にまた同じ子どもたちを対象に調査しました。

すると、**親から愛情を注いでもらえなかった子どもは、二十五年後にサイコパスになる可能性が高くなる**ことが判明しました。一方で、親からしっかりと愛情を注いでもらった子どもがサイコパスになることはありませんでした。

◆「身体的な触れ合い」と「温かみのある言葉かけ」を

また、三歳までに両親が離婚していると、どうしても子どもに注がれる愛情が減るため、それがサイコパスにつながるのかもしれない、とガオは指摘しています。

「親は無くとも子は育つ」という言葉がありますが、そんなことはありません。子どもには親が必要なのです。両親がそろっていれば、シングルで育てられる子どもに比べ、注いでもらえる愛情は単純計算で二倍になります。

離婚するにあたっては、さまざまな原因があると思いますが、それはあくまでも親の都合にすぎません。

もちろん、離婚すべてが悪いことだと言っているわけではありません。夫がアルコール中毒であったり、暴力的でDVを行なったりというのであれば、早々に離婚したほうが子どものためにもよい、ということもあるでしょう。

しかし、親になったら、子どもにはできるだけ愛情を注いであげてください。

子どもに愛情を注ぐ方法として心がけてほしいことは二つあります。

ひとつは**子どもと身体的に触れ合う**こと。サルのお母さんは、子どもの毛づくろいをしてあげたり、いつでも抱きしめたりしていますが、人間も同じで、身体的な触れ合いは必要不可欠なものです。

もうひとつは**愛情のある言葉かけ**。できるだけ温かみのある声を出しながら、子どもにたくさん話しかけるようにすることが大切です。

子どもに「問題があるな」と思ったときは

子どもに何らかの問題があるとき、普通に考えれば、その子どもに対して治療や処置を行なうのが一般的でしょう。何しろ、問題があるのは子ども本人なのですから。

けれども、**問題を抱えている子どもに直接働きかけるのではなく、その親に働きかけたほうが、うまくいく**ことも少なくありません。ここまで述べてきたように、子どもの問題は、親が引き起こしているケースが少なくないからです。

「トリプルP」と呼ばれるプログラム、Positive Parenting Program（前向き子育てプログラム）があります。オーストラリアで開発されたもので、世界二十五カ国以上で実施されています。このプログラムを開発したオーストラリアにあるクイーンズランド大学のマシュー・サンダースが行なった実験を紹介しましょう。

◆◇親が変われば、子どもも変わる

マシュー・サンダースは、母親がうつ病、片親、低収入などの基準で三歳児のいる三百五世帯を選び、実験群と待機群の二つのグループに分けました。

実験群に割り振った家庭では、「子どもへの正しい接し方」を親に学習してもらいました。

親に覚えてもらう「正しい接し方」は、全部で十七個。積極的に話しかける、抱きしめる、ホメる、子どもを見つめる、もしイライラしたら子どもに八つ当たりするのでなく、自分の頭を冷やすためにその場を少しだけ離れてみる、などです。

これらを、一回一時間のセッションで学んでいきます。セッションは全部で十回行なわれました。

一方で、待機群に割り当てられたグループには、特に何もしませんでした。

実験が終了して十五週間後、子どもが問題行動を起こす割合を調べてみると、次ページのような結果になりました。

親への働きかけで、子どもの問題行動は減る

	実験群	待機群
実験前	26.83%	25.88%
実験後	16.71%	23.98%

※数値は子どもが問題行動を起こす割合
（出典：Sanders, M. R., et al., 2000より）

親への働きかけで、子どもの問題行動が大幅に減少していることがわかります。

子どもが学校で暴れたり、モノを壊したり、他の子を殴ったりと問題行動を起こしているときには、その子どもに働きかけるのではなく、むしろその親に働きかけたほうがうまくいく場合もあるのです。

親が変われば、子どもも変わります。

子どもが問題を起こしたときには、子どもを一方的に責めるのではなく、むしろ親である自分に何かしらの問題があるのではないかと考えることも大切です。

「母親の接し方」でサイコパス度はここまで変わる

子どもへの接し方は、技術です。

ピアノの弾き方を習ったり、自動車の運転を習ったり、英会話を習ったりするときのように、訓練すればだれでも身につけることができます。

生まれつきの才能や能力は、必要ありません。**訓練をすれば、だれもが子どもとうまく接することができるようになる**のです。

米国の南メソジスト大学のレニー・マクドナルドは、DVシェルター（暴力的な夫から緊急避難するための施設。いわゆる駆け込み寺）にいる六十六組の親子を対象に実験を行ないました。母親に八カ月の行動プログラムに参加して、子どもとの向き合い方や接し方の技術を学んでもらったのです。

このプログラムを受ける前、受け終わってから八カ月後、二十カ月後の計三回、子どものサイコパス得点を調べると、受ける前が十三・六五点、八カ月後には十一・〇九点、二十カ月後には十・八〇点となりました。**子どもとの向き合い方、接し方を親が学ぶことで、子どものサイコパス得点は下がる**ことがわかったのです。

母親に訓練を受けてもらうと、子どものサイコパスは少しずつ改善されたのです。

◆◇「話し方」と「ホメる技術」を学ぶ効果

同じような報告は、米国オレゴン大学のトーマス・ディションもしています。

ディションは、行為障害が見られる子どもを持つ母親を集めて、専門のコンサルタントが子どもへの接し方を教えるセッションに三回参加してもらいました。

コンサルタントは、子どもの目を見つめながら話す方法や、よいことをしたら間髪を入れずに「すごい！」とホメる技術などを指導しました。

それから二年後に追跡調査してみると、**子どもの行為障害は減少することがわかった**のです。

「子どもとの距離感がうまくつかめない」
「子どもの愛し方がよくわからない」
という人は、子育ての専門家に相談してみるとよいでしょう。子どもへの接し方は技術ですので、具体的なやり方を教えてもらえば、だれでも身につけることができるはずです。

子どもへの接し方について書かれた本を読んで、自分で学習するのも悪くありません。その際、抽象的な子育て理論が書かれたものよりも、子どもとの向き合い方を具体的に指導してくれる本を選んでください。

もちろん、接し方を学んでも、はじめはうまくできないかもしれませんが、それはどんな技術にも言えること。インストラクターからスキーを習っても、いきなりうまくは滑れません。何度も転びながら練習して、少しずつうまくなっていくのです。

子どもへの接し方もまったく同じです。すぐに諦めたりせずに、根気よく身につけていきましょう。

Column
コラム

「環境」の影響は、かくも大きい

自宅の近隣の環境は、子どもが非行に走りやすいかどうかに関係してくるようです。

つまり、壁などにスプレーの落書きがあったり、公共物の破損が目立ったりするなど、「ガラの悪い」場所に住んでいれば、子どもも非行に走りやすくなるのです。

ロンドン大学のエドワード・バーカーは、十二歳から十七歳までの四千五百九十七名を対象に、反社会的な行動の指標として、万引き、公共物の破壊、無免許運転、ケンカなどの犯罪記録と、自宅の近隣の環境の悪さを調べました。

環境の悪さについては、地区ごとの失業者の割合、貧困世帯の割合、同じ住居に何人も同居している割合、片親世帯の割合などの統計を使いました。

その結果、やはりというか、**環境の悪い場所に住んでいる子どもほど、反社会的な行動をとりやすい**ことがわかったのです。

ただし、この相関が見られたのは男の子だけ。どうしてなのか理由はよくわかりませんが、女の子については環境の悪さと非行との間に関連性は見られませんでした。

どうも**男の子は、住む場所やどんな仲間と付き合うかという外的な要因の影響を受けやすい**ようです。

141ページで、サイコパスの友人がいると、自分も非行に走りやすくなってしまうというお話をしましたが、そちらについても男の子のほうがより強く影響が見られるのかもしれません。

環境が悪いところにいると、人の性格も同じようにすさんで悪くなっていきます。ただ、どのような地域に住むかに関しては、親が決定することが多く、子どもにはどうしようもありません。

そのため、親が住む場所を選ぶ際には、子どもの将来のこともしっかり考えてあげることが肝心です。

道路にポイ捨てされているゴミが目立つとか、公園のトイレがものすごく汚いとか、「荒れた感じ」のする場所はあまりおススメできません。

おわりに──「危険な人にはなるべく近寄らない」を肝に銘じる

本書は、サイコパスについての入門書です。

「サイコパスという言葉はたまに耳にするけれど、いったいどんな人なんだろう？」と、サイコパスに興味や関心のある読者に向けて、「なるほど、こういう人のことを指すのか」と、おおよそ理解いただけるように、できるだけわかりやすく説明することを意識して執筆いたしました。

サイコパスは、いろいろな特性を持っていますが、本書をきちんとお読みいただければ、「なるほど、こういう人のことを指す言葉なのか」ということは、ひと通り理解できるのではないかと思います。

また、サイコパスを正しく見抜き、そういう人にはなるべく近づかないという賢明な選択ができるようになるでしょう。友だちを作るとき、あるいは恋人選びをするときの参考にしていただければ幸いです。

「はじめに」でも述べた通り、現代人は「思いやり」や「共感性」に欠ける人が増えています。読者のみなさまも身近なところで、

「あの人って、もしかしてサイコパス？」

と思うような人物と出会うことが少なくないでしょう。そういう時代ですから、サイコパスを正しく見抜く視点を養うために、そして自己防衛のために、ぜひ本書を役立ててください。

人間関係のトラブルを避けるためには、**「危険な人にはなるべく近寄らない」ことを肝に銘じておかねばなりません**。厄介な人を見抜くことができれば、おかしな問題に巻き込まれるリスクを下げることができます。そのための一助として本書を利用していただけたら、著者としてこれ以上の幸せはありません。

国際的に見れば、「日本は他国に比べて、十分に平和な国」と断言できますが、それでも物騒な事件も増えています。

株式投資について学んだり、英会話を習ったりするのも大切でしょうが、**サイコパスについて学ぶことは、安心して人生を送るために絶対に必要**です。

折を見て本書をくり返しお読みいただき、サイコパスについての理解を深めておきましょう。

最後になりましたが、この場を借りて読者のみなさまにお礼を申し上げたいと思います。最後までお付き合いくださり、心より感謝しております。ありがとうございました。またどこかでお会いできることを願って筆をおきます。

内藤　誼人

and an urban setting: Professional and casual attire. Psychological Reports, 98, 229-233.

● Woodworth, M. & Porter, S. 2002 In cold blood: Characteristics of criminal homicides as a function of psychopathy. Journal of Abnormal Psychology, 111, 436-445.

● Smith, S. S. & Newman, J. P. 1990 Alcohol and drug abuse-dependence disorders in psychopathic and nonpsychopathic criminal offenders. Journal of Abnormal Psychology, 99, 430-439.

● Spidel, A., Hervé, H., Greaves, C., & Yuille, J. C. 2011 'Wasn' t me!' A field study of the relationship between deceptive motivations and psychopathic traits in young offenders. Legal and Criminological Psychology, 16, 335-347.

● Sutton, S. K., Vitale, J. E., & Newman, J. P. 2002 Emotion among women with psychopathy during picture perception. Journal of Abnormal Psychology, 111, 610-619.

● Thornberry, T. P., Freeman-Gallant, A., & Lovegrove, P. J. 2009 Intergenerational linkages in antisocial behaviour. Criminal Behavior and Mental Health, 19, 80-93.

● Twenge, J. M., Konrath, S., Foster, J. D., Campbell, W. K., & Bushman, B. J. 2008 Egos inflating over time: A cross-temporal meta-analysis of the narcissistic personality inventory. Journal of Personality, 76, 875-901.

● Vieira, J. B. & Marsh, A. A. 2014 Don' t stand so close to me: Psychopathy and the regulation of interpersonal distance. Frontiers in Human Neuroscience, 7, Article 907.

● Vitacco, M. J., Neuman, C. S., & Pardini, D. A. 2014 Predicting future criminal offending in a community-based sample of males using self-reported psychopathy. Criminal Justice and Behavior, 41, 345-363.

● Wang, P., Baker, L. A., Gao, Y., Raine, A., & Lozano, D. I. 2012 Psychopathic traits and physiological responses to aversive stimuli in children aged 9-11 years. Journal of Abnormal and Child Psychology, 40, 759-769.

● Welker, K. M., Lozoya, E., Campbell, J. A., Neumann, C. S., & Carré, J. M. 2014 Testosterone, cortisol, and psychopathic traits in men and women. Physiology & Behavior, 129, 230-236.

● Wilson, S. B., & Kennedy, J. H. 2006 Helping behavior in a rural

647-661.

● Porter, S. & Woodworth, M. 2007 "I' m sorry I did it…but he started it" : A comparison of the official and self-reported homicide descriptions of psychopaths and non-psychopaths. Law and Human Behavior, 31, 91-107.

● Porter, S., Woodworth, M., Earle, J., Drugge, J., & Boer, D. 2003 Characteristics of sexual homicides committed by psychopathic and nonpsychopathic offenders. Law and Human Behavior, 27, 459-470.

● Proyer, R. T., Flisch, R., Tschupp, S., Platt, T., & Ruch, W. 2012 How does psychopathy relate to humor and laughter? Dispositions toward ridicule and being laughed at, the sense of humor, and psychopathic personality traits. International Journal of Law and Psychiatry, 35, 263-268.

● Raine, A., Brenan, P., & Mednick, S. A. 1994 Birth complications combined with early maternal rejection at age 1 year predispose to violent crime at age 18 years. Archives of General Psychiatry, 51, 984-988.

● Raine, A., Mellingen, K., Liu, J., Venables, P., & Mednick, S. A. 2003 Effects of environmental enrichment at ages 3-5 years on schizotypal personality and antisocial behavior at ages 17 and 23 years. American Journal of Psychiatry, 160, 1627-1635.

● Sagioglou, C. & Greitmeyer, T. 2016 Individual differences in bitter tase preferences are associated with antisocial personality traits. Appetite, 96, 299-308.

● Salihovic, S., Özdemir, M., & Kerr, M. 2014 Trajectories of adolescent psychopathic traits. Journal of Psychopathology and Behavioral Assessment, 36, 47-59.

● Sanders, M. R., Markie-Dadds, C., Tully, L. A., & Bor, W. 2000 The triple p-positive parenting program: A comparison of enhanced, standard, and self-directed behavioral family intervention for parents of children with early onset conduct problems. Journal of Counseling and Clinical Psychology, 68, 624-640.

● Marsh, A. A., Finger, E. C., Fowler, K. A., Adalio, C. J., Jurkowitz, I.T.N., Schechter, J. C., Pine, D. S., Decety, J., & Blair, R. J. R. 2013 Empathic responsiveness in amygdala and anterior cingulate cortex in youths with psychopathic traits. Journal of Child Psychology and Psychiatry, 54, 900-910.

● Mathieu, C., Neumann, C. S., Hare, R. D., & Babiak, P. 2014 A dark side of leadership: Corporate psychopathy and its influence on employee well-being and job satisfaction. Personality and Individual Differences, 59, 83-88.

● McDonald, R., Dodson, M. C., Rosenfield, D., & Jouriles, E. N. 2011 Effects of a parenting intervention on features of psychopathy in children. Journal of Abnormal Child Psychology, 39, 1013-1023.

● Menon, M., Tobin, D. D., Corby, B. C., Menon, M., Hodges, E. V. E., & Perry, D. G. 2007 The developmental costs of high self-esteem for antisocial children. Child Development, 78, 1627-1639.

● Miranda, D., & Claes, M. 2004 Rap music genres and deviant behaviors in French-Canadian adolescents. Journal of Youth and Adolescence, 33, 113-122.

● Newberry, A. L., & Duncan, R. D. 2001 Roles of boredom and life goals in juvenile delinquency. Journal of Applied Social Psychology, 31, 527-541.

● Pardini, D. A., Raine, A., Erickson, K., & Loeber, R. 2014 Lower amygdala volume in men is associated with childhood aggression, early psychopathic traits, and future violence. Biological Psychiatry, 75, 73-80.

● Porter, S., Bhanwer, A., Woodworth, M., & Black, P. J. 2014 Soldiers of misfortune: An examination of the dark triad and the experience of shadenfreude. Personality and Individual Differences, 67, 64-68.

● Porter, S., Birt, A. R., & Boer, D. P. 2001 Investigation of the criminal and conditional release profiles of Canadian federal offenders as a function of psychopathy and age. Law and Human Behavior, 25,

● Kosson, D. S., Kelly, J. C., & White, J. W. 1997 Psychopathy-related traits predict self-reported sexual aggression among college men. Journal of Interpersonal Violence, 12, 241-254.

● Leon, G. R. & Venables, N. C. 2015 Fearless temperament and overconfidence in an unsuccessful special forces polar expedition. Aerospace Medicine and Human Performance, 86, 567-570.

● Lilienfeld, S. O., Latzman, R. D., Watts, A. L., Smith, S. F., & Dutton, K. 2014 Correlates of psychopathic personality traits in everyday life: Results from a large community survey. Frontiers in Psychology, 5, 740.

● Lilienfeld, S. O., Waldman, I. D., Watts, A. L., Rubenzer, S., & Faschingbauer, T. R. 2012 Fearless dominance and the U.S. presidency: Implications of psychopathic personality traits for successful. And unsuccessful political leadership. Journal of Personality and Social Psychology, 103, 489-505.

● Liu, J. & Raine, A. 2006 The effect of childhood malnutrition on externalizing behavior. Current Opinion in Pediatrics, 18, 565-570.

● Lochman, J. E., Baden, R. E., Boxmeyer, C. L., Powell, N. P., Qu, L., Salekin, K., & Windle, M. 2014 Does a booster intervention augment the preventive effects of an abbreviated version of the coping power program for aggressive children? Journal of Abnormal Child Psychology, 42, 367-381.

● Lynam, D, R., Caspi, A., Moffitt, T. E., Loeber, R., & Stouthamer-Loeber, M. 2007 Longitudinal evidence that psychopathy scores in early adolescence predict adult psychopathy. Journal of Abnormal Psychology, 116,155-165.

● Madon, S., Guyll, M., Scherr, K. C., Willard, J., Spoth, R., & Vogel, D. L. 2013 The role of the self-fulfilling prophecy in young adolescents' responsiveness to a substance use prevention program. Journal of Applied Social Psychology, 43, 1784-1798.

● Mager, K. L., Bresin, K., & Verona, E. 2014 Gender, psychopathy factors, and intimate partner violence. Personality Disorders: Theory, Research, and Treatment, 5, 257-267.

● Jaffee, S. R., Moffitt, T. E., Caspi, A., & Taylor, A. 2003 Life with (or without) father: The benefits of living with two biological parents depend on the father' s antisocial behavior. Child Development, 74, 109-126.

● Jonason, P. K., Li, N. P., & Teicher, E. A. 2010 Who is James Bond?: The dark triad as an agentic social style. Individual Differences Research, 8, 111-120.

● Jonason, P. K., Li, N. P., Webster, G. D., & Schmit, D. P. 2009 The dark triad: Facilitating a short-term mating strategy in men. European Journal of Personality, 23, 5-18.

● Jonason, P. K. & Kavanagh, P. 2010 The dark side of love: Love styles and the dark triad. Personality and Individual Differences, 49, 606-610.

● Jonasan, P. K. & Webster, G. D. 2010 The dirty dozen: A concise measure of the dark triad. Psychological Assessment, 22, 420-432.

● Jones, D. N. & Olderbbak, S. G. 2014 The associations among dark personalities and sexual tactics across different scenarios. Journal of Interpersonal Violence, 29, 1050-1070.

● Jones, D. N. & Paulhus, D. L. 2010 Different provocations trigger aggression in narcissists and psychopaths. Social Psychological and Personality Science, 1, 12-18.

● Kerr, M., Van Zalk, M., & Stattin, H. 2012 Psychopathic traits moderate peer influence on adolescent delinquency. The Journal of Child Psychology and Psychiatry, 53, 826-835.

● Koenigs, M., Kruepke, M., & Newman, J. P. 2010 Economic decision-making in psychopathy: A comparison with ventromedial prefrontal lesion patients. Neuropsychologia, 48, 2198-2204.

● Konrath, S., O'Brien, E. H., & Hsing, C. 2011 Changes in dispositional empathy in American college students over time: A meta-analysis. Personality and Social Psychology Review, 15, 180-198.

● Gao, Y., Raine, A., Venables, P. H., Dawson, M. E., & Mednick, S. A. 2010 Association of poor childhood fear conditioning and adult crime. American Journal of Psychiatry, 16, 56-60.

● Gawda, B. 2008 Love scripts of persons with antisocial personality. Psychological Reports, 103, 371-380.

● Greitemeyer, T. 2009 Effects of songs with prosocial lyrics on prosocial behavior: Further evidence and a mediating mechanism. Personality and Social Psychology Bulletin, 35, 1500-1511.

● Hancock, J. T., Woodworth, M. T., & Porter, S. 2013 Hungry like the wolf: A word-pattern analysis of the language of psychopaths. Legal and Criminological Psychology, 18, 102-114.

● Hare, R. D. (2004). HARE PCL-RTM 第２版 日本語版 . (西村由貴 , Trans.). 金子書房

● Hervé, H. F., Mitchell, D., Cooper, B. S., Spidel, A., & Hare, R. D. 2004 Psychopathy and unlawful confinement: An examination of perpetrator and event characteristics. Canadian Journal of Behavioral Science, 36, 137-145.

● Hildeband, M. & de Ruiter, C. 2012 Psychopathic traits and change on indicators of dynamic risk factors during inpatient forensic psychiatric treatment. International Journal of Law and Psychiatry, 35, 276-288.

● Hopley, A. A. B. & Brunelle, C. 2012 Personality mediators of psychopathy and substance dependence in male offenders. Addictive Behaviors, 37, 947-955.

● Hoppenbrouwers, S. S., Bulten, B. H., & Brazil, I. A. 2016 Parsing fear: A reassessment of the evidence for fear deficits in psychopathy. Psychological Bulletin, 142, 573-600.

● Isen, J., Raine, A., Baker, L., Dawson, M., Bezdjian, S., & Lozano, D. I. 2010 Sex-specific association between psychopathic traits and electrodermal reactivity in children. Journal of Abnormal Psychology, 119, 216-225.

● Crust, L. & Keegan, R. 2010 Mental toughness and attitudes to risk-taking. Personality and Individual Differences, 49, 164-168.

● Dadds, M. R., Allen, J. L., Oliver, B. R., Faulkner, N., Legge, K., Moul, C., Woolgar, M., & Scott, S. 2012 Love, eye contact and the developmental origins of empathy v. psychopathy. The British Journal of Psychiatry, 200, 191-196.

● Dadds, M. R., Perry, Y., Hawes, D. J., Merz, S., Riddell, A. C., Haines, D. J., Solak, E., & Abeygunawardana,A. A. I. 2006 Attention to the eyes and fear-recognition deficits in child psychopathy. British Journal of Psychiatry, 189, 280-281.

● Decety, j., Shelly, L. R., & Kiehl, K. A. 2013 Brain response to empathy-eliciting scenarios involving pain in incarcerated individuals with psychopathy. JAMA Psychiatry, 70, 638-645.

● de Wied, M., van Boxtel, A., Matthys, W., & Meeus, W. 2012 Verbal, facial and autonomic responses to empathy-eliciting film clips by disruptive male adolescents with high versus low-callous-unemotional traits. Journal of Abnormal Child Psychology, 40, 211-223.

● Dishion, T. J., Weaver, C., Shaw, D., Gardner, F., & Wilson, M. 2008 The family check-up with high-risk indigent families: Preventing program behavior by increasing parents' positive behavior support in early childhood. Child Development, 79, 1395-1414.

● Fowler, K. A., Lilienfeld, S. O., & Patrick, C. J. 2009 Detecting psychopathy from thin slices of behavior. Psychological Assessment, 21, 68-78.

● Freedman, J. L., Heshka, S., & Levy, A. 1975 Population density and pathology: Is there a relationship? Journal of Experimental Social Psychology, 11, 539-552.

● Gao, Y., Raine, A., Chan, F., Venables, P. H., & Mednick, S. A. 2010 Early maternal and paternal bonding, childhood physical abuse and adult psychopathic personality. Psychological Medicine, 40, 1007-1016.

● Blair, R. J. R., Colledge, E., Murray, L., & Mitchell, D. G. V. 2001 A selective impairment in the processing of sad and fearful. Expressions in children with psychopathic tendencies. Journal of Abnormal Child Psychology, 29, 491-498.

● Blais, J. & Forth, A. E. 2014 Potential labeling: Influence of psychopathy diagnosis, defendant age, and defendant gender on mock juror' s decisions. Psychology, Crime and Law, 20, 116-134.

● Boddy, C. R., Ladyshewsky, R., & Galvin, P. 2010 Leaders without ethics in global business: Corporate psychopaths. Journal of Public Affairs, 10,121-138.

● Book, A. S. & Quinsey, V. L. 2004 Psychopaths: Cheaters or warrior-hawks? Personality and Individual Differences, 36, 33-45.

● Brinke, L. T., Porter, S., Korva, N., Fowler, K., Lilienfeld, S. O., & Patrick, C. J. 2017 An examination of the communication styles associated with psychopathy and their influence on observer impressions. Journal of Nonverbal Behavior, 41, 269-287.

● Buckels, E. E., Jones, D. N., & Paulhus, D. L. 2013 Behavioral confirmation of everyday sadism. Psychological Science, 24, 2201-2209.

● Buckels, E. E., Trapnell, P. D., & Paulhus, D. L. 2014 Trolls just want to have fun. Personality and Individual Differences, 67, 97-102.

● Carter, G. L., Campbell, A. C., & Muncer, S. 2014 The dark triad personality: Attractiveness to women. Personality and Individual Differences, 56, 57-61.

● Croizet, J. C., & Claire, T. 1998 Extending the concept of stereotype threat to social class: The intellectual underperformance of students from low socioeconomic backgrounds. Personality and Social Psychology Bulletin, 24, 588-594.

● Crossley, L., Woodworth, M., Black, P. J., & Hare, R. 2016 The dark side of negotiation: Examining the outcomes of face-to-face and computer-mediated negotiations among dark personalities. Personality and Individual Differences, 91, 47-51.

参考文献

● Ang, R. P., Ong, E. Y. L., Lim, J. C., & Lim, E. W. 2010 From narcissistic exploitativeness to bullying behavior: The mediating role of approval-of-aggression beliefs. Social Development, 19, 721-735.

● Anton, M. E., Baskin-Sommers, A. R., Vitale, J. E., Curtin, J. J., & Newman, J. P. 2012 Differential effects of psychopathy and antisocial personality disorder symptoms on cognitive and fear processing in female offenders. Cognitive Affective and Behavioral Neuroscience, 12, 761-776.

● Armstrong, T. A., Keller, S., Franklin, T. W., & Macmillan, S. N. 2009 Low resting heart rate and antisocial behavior. A brief review of evidence and preliminary results from a new test. Criminal Justice and Behavior, 36, 1125-1140.

● Arnett, P. A., Smith, S. S., & Newman, J. P. 1997 Approach and avoidance motivation in psychopathic criminal offenders during passive avoidance. Journal of Personality and Social Psychology, 72, 1413-1428.

● Babiak, P., Neumann, C. S., & Hare, R. D. 2010 Corporate psychopathy: Talking the walk. Behavioral Sciences and the Law, 28, 174-193.

● Barker, E. D., Oliver, B. R., Viding, E., Salekin, R. T., & Maughan, B. 2011 The impact of prenatal maternal risk, fearless temperament and early parenting on adolescent callous-unemotional traits: A 14-year longitudinal investigation. The Journal of Child Psychology and Psychiatry, 52, 878-888.

● Barker, E. D., Trentacosta, C. J., & Salekin, R. T. 2011 Are impulsive adolescents differentially influenced by the good and bad of neighborhood and family? Journal of Abnormal Psychology, 120, 981-986.

● Benning, S. D., Molina, S. M., Dowgwillo, E. A., Patrick, C. J., Miller, K. F., & Storrow, A. B. 2018 Psychopathy in the medical emergency department. Journal of Personality Disorders, 32, 482-496.

本書は、本文庫のために書き下ろされたものです。

面白《おもしろ》すぎて時間《じかん》を忘《わす》れる
サイコパスの謎《なぞ》

著者　内藤誼人（ないとう・よしひと）
発行者　押鐘太陽
発行所　株式会社三笠書房
〒102-0072 東京都千代田区飯田橋3-3-1
電話　03-5226-5734（営業部）03-5226-5731（編集部）
https://www.mikasashobo.co.jp
印刷　誠宏印刷
製本　ナショナル製本

 ISBN978-4-8379-3085-3 C0130

王様文庫

王様文庫

いちいち気にしない心が手に入る本
内藤誼人

対人心理学のスペシャリストが教える「何があっても受け流せる」心理学。◎「マイナスの感情」をはびこらせない　◎〝胸を張る〟だけで、こんなに変わる　◎「自分だって捨てたもんじゃない」と思うコツ……etc.「心を変える」方法をマスターできる本！

面白すぎて時間を忘れる人間心理のふしぎ現象
内藤誼人

この「心のバイアス」に気づいてる？【バーナム効果】占いがなぜか「ズバリ当たる」ワケ【ピグマリオン効果】「期待される人」ほど成果が出る【確証バイアス】「思い込み」はひたすら強化される……行動・判断の裏に隠された心理とは？　つい、誰かに話したくなる「心のしくみ」を大紹介！

ねじ子の人が病気で死ぬワケを考えてみた
森皆ねじ子

医師で人気漫画家の著者が「人が病気で死ぬワケ」をコミカル&超わかりやすく解説！◎ウィルスとの戦いは「体力勝負」？　◎がんとは「理にかなった自殺装置」？　◎「血液ドロドロ&血管ボロボロ」の行きつく先は――　体と病気の「？」が「！」に変わる！

K30661